Mosaik bei
GOLDMANN

Buch

Die Mitteilung der Diagnose »Krebs« löst bei Betroffenen und Angehörigen Gefühle wie Angst, Unsicherheit und Verzweiflung aus und bringt eine unglaubliche seelische Belastung mit sich. Diese Belastung kann unabhängig von der körperlichen Erkrankung zu psychischen Problemen führen und der Heilung unter Umständen sogar im Wege stehen.

Dieses Buch widmet sich der psychologischen Hilfe für Betroffene und Angehörige und zeigt, wie sie der angstvollen Zeit mit Eigeninitiative und Zuversicht begegnen können. Es bereitet den Weg für eine einfühlsame Begleitung von Krebskranken, damit alle Beteiligten zu einem offenen und achtsamen Miteinander finden. In der Praxis erprobte Selbsthilfe-Übungen unterstützen dabei, durch Suggestion und Visualisierung entspannen zu können und Vertrauen in das Geschehen zu gewinnen.

Autorin

Dr. Gabriele Vetter, geboren 1953, ist Psychotherapeutin und arbeitet in ihrer eigenen Praxis in Zürich. Sie hat langjährige Erfahrung mit psychisch bedingten Problemen bei Krebserkrankungen. Sie hält Seminare zum Thema, ist Gesprächsgruppenleiterin sowie Supervisorin und Referentin zu psychoonkologischen Themen.

Gabriela Vetter

Krebs und Zuversicht

Selbsthilfe für Betroffene
und Angehörige

Mosaik bei
GOLDMANN

Alle Ratschläge und Hinweise in diesem Buch wurden vom Autor und vom Verlag sorgfältig erwogen und geprüft. Eine Garantie kann dennoch nicht übernommen werden. Eine Haftung des Autors beziehungsweise des Verlags für Personen-, Sach- und Vermögensschäden ist daher ausgeschlossen.

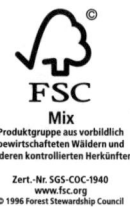

FSC

Mix

Produktgruppe aus vorbildlich bewirtschafteten Wäldern und anderen kontrollierten Herkünften

Zert.-Nr. SGS-COC-1940
www.fsc.org
© 1996 Forest Stewardship Council

Verlagsgruppe Random House FSC-DEU-0100
Das für dieses Buch verwendete FSC-zertifizierte Papier *Munken Print* liefert Arctic Paper Munkedals AB, Schweden

1. Auflage
Vollständige Taschenbuchausgabe November 2007
Wilhelm Goldmann Verlag, München,
in der Verlagsgruppe Random House GmbH
© 2006 by Kösel-Verlag GmbH & Co., München
Umschlaggestaltung: Design Team München
Umschlagmotiv: Plainpicture/Folio Johnér
Satz: Buch-Werkstatt GmbH, Bad Aibling
Druck und Bindung: GGP Media GmbH, Pößneck
WR · Herstellung: Han
Printed in Germany
ISBN 978-3-442-16950-4

www.mosaik-goldmann.de

Inhalt

Vorwort

Was ist das Anliegen dieses Buches? Es befasst sich mit den psychischen Schwierigkeiten und Leiden von Krebskranken. Und es geht dabei auch auf Probleme, Missverständnisse, Nöte und Sorgen ein, mit denen Angehörige und Begleiter in pflegenden Berufen rund um die Krebskrankheit oftmals konfrontiert sind. Für all jene versuche ich, Impulse zu vermitteln, wie die Lebensqualität im Umgang mit Krebs verbessert werden kann. Dies geschieht einerseits durch vermehrte Bewusstheit, andererseits durch tägliche Selbstinitiativen.

Krebs und Zuversicht informiert über den Einfluss der Psyche auf die Krebskrankheit generell. Es will dazu ermuntern, der Sprache der Seele und des Herzens wieder mehr Raum zu geben und vermittelt der Situation entsprechend Impulse zu heilsamem Umgang miteinander und für Selbsthilfeübungen. Dieser psychologisch ganzheitliche Ansatz ist das Besondere an diesem Buch.

Die Auseinandersetzung mit Krankheit, Tod und der natürlichen Vergänglichkeit lehrt uns, jeden Augenblick bewusster und intensiver zu leben. Gewiss gelingt dies nicht immer bzw. auf unterschiedliche Weise. Doch wir können uns immer wieder darum bemühen, auf dem Weg dieser Gelassenheit zu bleiben. Wir müssen uns dazu stets aufs Neue in Erinnerung rufen, dass wir die Vergangenheit weder verklären noch beklagen und weniger ängstlich in die Zukunft blicken wollen. Was die Zukunft betrifft, so wird das Offenbleiben in jeder Situation vor dem Sturz in einen endlosen Abgrund bewahren, selbst wenn wir unmittelbar mit dem Tod konfrontiert werden. Was ist damit gemeint? Wenn wir einen Weg finden, inmitten größter seelischer Qual sich mitzuteilen bzw. miteinander zu sprechen, so lindert dies das gottverlassene Gefühl der Einsamkeit, das Dunkelste für uns alle. Vielen ist dieses (Sich-)Mitteilen zu wenig vertraut. Ich hoffe, dass dieses Buch dabei helfen kann, sich diesbezüglich ein wenig mehr zu öffnen.

Andererseits haben viele die Fähigkeit zum Reden verloren, weil sie es zu wenig bedacht, wahllos getan und dabei Verletzendes eingesteckt haben. Sie haben sich ungeeigneten oder unbeholfenen Gesprächspartnern anvertraut.

Was wir allerdings nie werden verstehen können und was viele als ungerecht empfinden, ist, dass die einen, obwohl sie auch auf dem Weg der Selbsthilfe an Krebs sterben, nichts unversucht ließen, es anderen jedoch aus meist unbekannten Gründen und trotz schlechter Prognose gelingt, gesund zu werden. Ich selbst habe im Hinblick auf solche Ungerechtigkeit gelernt, dass es letztlich nicht um Lebensquantität, sondern Lebensqualität geht und dass viele nur über den Weg schwerer Krankheit zu dieser Lebensqualität und dadurch auch zu sich selbst finden.

Ebenso habe ich gelernt, dass es nicht darum geht, eine Situation positiv oder negativ zu werten, sondern dass es viel wichtiger ist, wie intensiv wir empfinden. Ich möchte die Leserin, den Leser daran erinnern, dass wir alle mit dem Abschied vom eigenen Leben, von geliebten Menschen, also mit dem Schmerz des Sterbens umgehen, ihn annehmen müssen. Er gehört wie die Geburt zum Leben. Der Tod verliert an Bedrohlichkeit, wenn er bewusst und dadurch fassbarer, weil selbstverständlicher wird.

Die Bereitschaft, die eigene Einstellung zu ändern, setzt jedoch das bereits erwähnte Bewusst- und Gelassenwerden anstelle blendender Problemflucht voraus. Wenn wir unangenehme Gedanken wie Vergänglichkeit, Schmerz, Verlassenwerden oder Tod verdrängen, führt dies oft zu diffusen, kaum zu bändigenden Ängsten. Auch hier gilt das Offenbleiben anstelle des In-sich-Hineinschluckens. Schicksal bleibt Schicksal. Doch wir können unsere Einstellung ändern, können die Bereitschaft entwickeln, an einen Sinn jeder Begebenheit zu glauben, ohne den Anspruch zu erheben, dass sich dieser Sinn unmittelbar bei der Betroffenheit zeigt.

Kein Schatten ohne Licht!

Gabriela Vetter

1 Krebs und Psyche

Auf die Seele hören

Wahrscheinlich erlebt jeder Mensch Augenblicke, in denen er sich bang fragt, was die eigentliche Ursache einer Krebsentstehung ist. Jeder wünscht sich dann, es gäbe eine Sicherheit bietende Antwort. Eine einzige eigentliche Ursache gibt es aber nicht, denn jede Krankheit ist Ausdruck eines disharmonischen Zustandes unseres Daseins, die immer mehrere Ursachen hat.

Im Folgenden werde ich mich als Psychologin den möglichen seelischen Ursachen widmen, die Erkrankung also psychosomatisch betrachten. Dabei gehe ich stets davon aus, dass die Ursache einer Krebskrankheit wie ein großes Mosaik zu verstehen ist, dessen Steine aus der Umwelt, aus den körpereigenen Genen und den seelischen Faktoren bestehen. Die psychosomatischen Forschungsergebnisse stoßen im Gegensatz zu rein naturwissenschaftlichen allerdings nach wie vor eher auf Kritik und Skepsis, weil sie sich weniger klar definieren, geschweige denn genau messen lassen. Als hauptsächliche Krebsverursacher werden von Forschern aus verschiedensten Kulturbereichen aber immer wieder verdrängte Emotionen genannt. Doch wer verdrängt emotional nicht? Müsste denn dann nicht jeder an Krebs erkranken?

Gemeint sind in diesem Zusammenhang besonders tief gehende Emotionen wie zum Beispiel Trauer und Aggression, die nicht ausgedrückt werden, oder unzumutbare Lebenssituationen wie zerrüttete Ehen, die im gewohnten Alltagstrott aufrechterhalten werden, oder berufliche Daueranspannungen und Stress in verschiedensten Varianten, die nicht wahrgenommen, folglich auch nicht angegangen werden. Es sind allerdings weniger die genannten Umstände, die Krankheit mitverursachen, als die Art, wie damit umgegangen wird. Depressionen beispielsweise, deren Symptome gelebt werden, machen physisch nicht krank, wohl aber Depressionen, die überspielt werden. Es handelt sich um Angelegenheiten, denen permanente, chronische Anspannung gemeinsam ist. Die Ursachen dafür liegen meist in der Kindheit, in der gehäuft auftretende Verlusterlebnisse nicht verarbeitet werden konnten. Weitere Beispiele krank machender Situationen sind Existenzangst, unzumutbare Verhältnisse am Arbeitsplatz, Über- oder Unterforderung, fehlende Anerkennung, denen sich die Betroffenen bewusst oder nichtbewusst ausliefern.

Welche Bedeutung die seelische Verfassung auf eine Krebskrankheit haben kann, verdeutlicht das folgende Beispiel: Zwei Menschen rauchen über Jahrzehnte hinweg die gleiche Menge Zigaretten. Warum stirbt der eine an Lungenkrebs, der andere dagegen bleibt bis ins hohe Alter gesund?

Der Erkrankte ist vielleicht unglücklich am Arbeitsplatz und in seinem privaten Leben. Möglicherweise ist er enttäuscht über sich und die Umwelt, ist sich dessen nicht bewusst und lässt es sich nach außen nicht anmerken. Er empfindet sich als Versager. Sein Leben ist für ihn leer und sinnlos geworden. Er hat resigniert, ist freudlos, dennoch unauffällig und überangepasst. Innerlich ist er überzeugt, dass es für ihn keine erstrebenswerte Zukunft mehr gibt. Was hat nun den Krebs entstehen lassen? Was hat ihn ausgelöst?

Die einen behaupten, es sei der übermäßige Zigarettenkonsum, denn es handle sich ja um Lungenkrebs. Andere meinen, dass es bei dieser trostlosen Lebenseinstellung ja so kommen musste. Es handelt sich aber weder ausschließlich um das eine noch um das andere, sondern *um beides.* Oder noch differenzierter betrachtet: Die seelische Verfassung ist zum Risiko geworden, weil sie das Nervensystem strapaziert und somit das Immunsystem chronisch geschwächt hat. Bei jeder körperlichen Erkrankung ist deshalb auch nach krank machenden Verhaltensweisen und deren seelischen Funktionen zu fragen.

Am erwähnten Beispiel kann dies Folgendes bedeuten: Welchen Stellenwert hat die berufliche Tätigkeit im Leben, wenn der Betreffende darin unbefriedigt ist? »Muss« er sich zum Beispiel überfordern lassen, um dadurch das Gefühl der Unentbehrlichkeit zu erhalten? Ist Unentbehrlichkeit Ersatz für ein gesundes Selbstwertgefühl? Sehr schnell können wir so in einen Teufelskreis geraten, der meist nicht oder zu wenig bewusst ist.

Der Anteil von seelischen Faktoren bei der Entstehung von Krankheit kann nicht genau bestimmt werden. Was spezifisch Krebs betrifft, so lässt sich sagen, dass es sich oft um Menschen handelt, die bereits vor der Erkrankung leicht resignieren, im Gegensatz zu anderen schwerkranken Patienten. Sie trauen sich noch im gesunden Zustand innere und äußere Veränderung nicht zu, was eine permanente nervliche Anspannung zur Folge hat, die wiederum das Immunsystem chronisch schwächt.

Im Folgenden gebe ich Hinweise auf krank machende Persönlichkeits- oder Charakterzüge aus psychotherapeutischer Sicht und entsprechende Impulse für einen heilsamen Umgang damit.

Verdrängen

Hierbei gehe ich vom Erkrankten aus. Er erlebt den Krebs als etwas in ihm, dem er sich ausgeliefert fühlt. Er hat Angst, davon aufgefressen zu werden. Um dieses Unheimliche nicht spüren zu müssen, wehrt der Patient ab. Er will nicht an seinen Krebs erinnert werden. Dieses Verdrängen soll auch die Umgebung davon überzeugen, dass keine Krankheit vorliegt, dass er zu den Gesunden gehört. Die Tatsache wird vertuscht. Die meisten von uns machen sich in einer unangenehmen, ausweglos erscheinenden Situation gerne vor, »es« sei nur ein böser Traum. Dieses Verhalten kann sogar in Fantasien über eine Wunderheilung gipfeln. In diesem Sinne versuchen Patienten – und oft auch enge Angehörige – die Diagnose von sich wegzu-schieben.

Eine besondere Form des Verdrängens ist die Verleug-nung, bei der ein Tatbestand negiert oder durch einen an-deren ersetzt wird. Ein häufiges, konkretes Beispiel dafür ist die Vorstellung, die Werte der Laboruntersuchung seien verwechselt worden. Eine seelisch noch tiefer wurzelnde Verdrängung ist es, wenn etwas vom Bewusstsein über-haupt nicht zugelassen wird. Dies zu erwähnen ist wichtig, weil sehr viele Menschen genau aus diesem Grunde den Arzt erst lange nach Auftreten der ersten Beschwerden aufsuchen.

Je früher jedoch eine Krebskrankheit diagnostiziert wird, desto größer sind die Behandlungs- bzw. Heilungs-chancen. So wird zum Beispiel eine Geschwulst registriert, die bewusste Wahrnehmung aber verdrängt. Der Betroffene kommt deshalb nicht auf die Idee, seinen Arzt aufzu-suchen. Ein verspäteter Arztbesuch kann aber das Todes-urteil bedeuten, weil der Krebszustand schon metastasiert hat. Ich habe in meiner 25-jährigen Tätigkeit als Psycho-onkologin festgestellt, dass es hinsichtlich Verdrängung Unterschiede bei weiblichen gegenüber männlichen und bei Alleinstehenden gegenüber liierten Menschen gibt. Die meisten Männer schieben den ersten Arztbesuch viel län-ger hinaus als Frauen.

Alleinstehende haben durchschnittlich viel schneller re-signiert als Lebenspartner. Alleinstehende Krebskranke er-wecken oft den Eindruck, als fühlten sie sich niemandem zugehörig, oft sogar dadurch überflüssig, als brauchte man sie nicht. Ich bin vielen begegnet, deren innere Haltung im Sinne von »Entschuldigen Sie, dass es mich gibt« war. Solche Menschen erleben sich als Zumutung und ihr Dasein oft als sinn- und zwecklos.

Was aber, wenn der Krebs sich schon manifestiert hat? Wie steht es dann um die Frage des »Vorprogrammiertseins«? Je länger ich meine Tätigkeit ausübe, desto öfter erfahre ich in Gesprächen, dass bei vielen im Laufe des Lebens gehäuft Schicksalsschläge aufgetreten sind. Und sie wurden bis zum Zeitpunkt der Krebsdiagnose verdrängt. Aufkommende seelische Schmerzen oder Auflehnung wurden heruntergeschluckt. Abspielen kann sich dies in einer Ehe, die idealisiert wird, oder im Beruf, wenn sich die Betroffenen nicht wehren und sich unterwerfen, oder im gesellschaftlichen Umfeld, wenn das Anerkanntwerden weniger glanzvoll ausfällt, als sich der Betreffende dies vorgestellt und gewünscht hat. Anstatt einer entlastenden Aggression nach außen nachzugeben, wird sie nach innen und folglich gegen sich selbst gerichtet. Das Ergebnis ist eine ganzheitliche, chronische Überforderung. Die Energien, die in den fehlgeleiteten Emotionen stecken, wirken selbstzerstörerisch und schwächen das Immunsystem.

Heilsame Fragen

- Nehme ich körperliche wie auch seelische Belange, die mein Wohlbefinden beeinträchtigen, genügend wichtig?
- Nehme ich sie wichtig, indem ich nach Veränderung su-

che, statt mich in eine Auflehnung zu steigern oder mich abzulenken und so Energie verliere?

- Lasse ich Unstimmigkeiten nicht bewusst werden, weil ich mir die Veränderung zu wenig zutraue? (Bei Krebs kann dies ein Verdrängen der Beschwerden aus Angst vor einer möglichen Operation sein.)
- Fliehe ich generell vor Angelegenheiten, die anders sind, als ich sie mir vorgestellt habe?
- Erlebe ich meinen Selbstwert als gesund, das heißt gleichwertig gegenüber allen anderen? Falls nein, kompensiere ich bewusst oder unbewusst durch Leistung und Überangepasstheit? Überanpassen hat dann auch ein Sichvergessen zur Folge.

Bedürfnisse und Aggressionen unterdrücken

In der psychosomatischen Forschung wird immer wieder darauf hingewiesen, wie viele Krebspatienten über Jahre hinweg depressiv sind, jedoch in der äußeren Erscheinung unauffällig bis heiter auftreten. Wenn jedoch äußere Lebensumstände ihnen den Lebensinhalt, ein Ziel oder ein Ideal entreißen, reagieren die Betroffenen darauf meist hilflos. Es fehlt ihnen an Mut, an innerer Sicherheit und Vertrauen in die eigene Kraft und an Durchsetzungsvermögen, ihre Situation zu ändern. Sie können nirgendwo einen Ersatz oder eine Befriedigung finden. Isolation und Abweisung sind die Folge. Sie fühlen sich minderwertig und deshalb nicht zumutbar. Auch daraus resultiert Isolation. Lebensenergie und Lebensfreude nehmen allmählich ab und damit auch die Bereitschaft, sich – wenn nötig – zur Wehr zu setzen. Es entsteht ein zu hoher Anspruch an sich selbst und eine daraus resultierende unverhältnismäßige Anpassung. Gleichzeitig besteht ein starkes Bedürfnis, sich mitzuteilen.

Aus Angst vor Abweisung wird dies jedoch unterlassen. Die eigenen Wünsche werden als »falsch« erachtet, die der anderen als »richtig«. Im Arbeitsbereich äußert sich dies oft, indem schlechte Arbeitsbedingungen hingenommen werden. Der Kranke passt sich uneingeschränkt, ohne Rücksicht auf sich selbst an und überfordert sich damit. Es ist oft beobachtet worden, dass ein Zusammenhang zwischen Krebsprognose und Überangepasstheit besteht. Je überangepasster das Verhalten, desto schlechter ist die Prognose. Vor allem Frauen neigen dazu, Wünsche nicht zuzulassen aus Angst, die Liebe und Zuneigung wichtiger Bezugspersonen aufs Spiel zu setzen. Diese Frauen äußern keine bösen Worte, schreien ihre Wut nicht heraus. Sie können auch Enttäuschung und generelles Unbehagen nicht offen zeigen, weil sie nicht verletzen oder kränken wollen. Sie leben in einer dauernden Anspannung, weil sie die Auseinandersetzung fürchten.

Heilsame Fragen

- Kann ich im Vergleich zu anderen Wünsche und Bedürfnisse zulassen?
- Lasse ich Wut, Aggression und Enttäuschung ins Be-

wusstsein kommen, und vor allem, drücke ich sie dann auf entspannende Weise aus? Kann ich mich gefühlsmäßig einlassen, mich mit meinem ganzen Wesen einlassen oder konzentriere ich mich nur darauf, was im Gegenüber vorgeht?

- Kann ich natürlich Nein sagen, das heißt, wäge ich genügend ab? Wie ist es für mich, wie für dich, wenn es um Abgrenzung geht?
- Wenn ich Aggression nicht ausdrücken, loswerden kann, wende ich dann diese negative Energie gegen mich selbst, werde ich selbstzerstörerisch?

Abgewehrte Depression

Mitauslöser für Krebs können auch schwere Verstimmungen wie Verzweiflung, Hoffnungs- und Ausweglosigkeit sein. Diese Gefühle spiegeln sich nicht wie bei einer natürlichen Trauer in äußerem Verhalten ab, sondern werden sehr oft in einem pflichtbewussten Bienenfleiß ausgelebt. Mit ihrem Engagement verlieren solche Menschen ihre ganze Kraft nach außen. Sie kommen nicht dazu, sie wieder aufzutanken. Der in dieser Hinsicht krebsgefährdete Mensch ist nicht derjenige, der apathisch, müde, äußerlich nicht mitzureißen ist, sondern derjenige, der sich aufopfert. Es ist der äußerlich Heitere, auch nicht der wegen Depression Hospitalisierte, sondern der innerlich Verzweifelte. Er nimmt sich selbst zurück, was die Anliegen der Umgebung betrifft. Überfordernde Leistung, Selbstvorwürfe, Schuldgefühle und Selbstbestrafungstendenzen sind für seine depressive Stimmung charakteristisch. Andere Zeichen seiner Depression können Verzichtsneigung, unterschwellige Sinnlosigkeitsgefühle und Rückzug aus nahen Beziehungen sein.

Einer der Gründe, warum Niedergeschlagenheit abgewehrt oder in Leistung ausgelebt wird, ist auch ein immenser Anspruch an sich selbst, darüber zu stehen. Sicherheit findet der so Disponierte in überdurchschnittlichem Engagement und im damit Sich-unentbehrlich-Machen. Die genannten Eigenschaften finden wahrscheinlich viele Leser auch bei sich. Ausschlaggebend sind jedoch Häufung und Dauer. Dies gilt auch für alle noch folgenden Betrachtungen über möglicherweise krebsauslösende, seelische Faktoren.

Heilsame Fragen

- Lasse ich Trauer und Verzweiflung zu und vor allem, frage ich mich dann, was ich für mich im kraftspendenden Sinne Wohltuendes vornehmen könnte?
- Habe ich unterschwellige Angst, negative Gefühle wie Trauer oder Enttäuschung nach außen zu zeigen, weil ich abgelehnt werden könnte?
- Muss ich durch Engagement von meiner eigenen Problematik, meinem seelischen Schmerz ablenken, weil ich mir zu wenig zutraue, um mich wieder auffangen zu können?
- Bin ich mir genügend bewusst, was die Isolation und die Kluft zur Umwelt für negative Folgen für mein Immunsystem nach sich ziehen kann?

Hoffnungslosigkeit und Einsamkeit

Die seelische Verfassung eines Menschen kann zum Ausbruch einer Krankheit entscheidend beitragen. Für die Krebsentwicklung scheint weniger die persönliche Verstrickung in Konflikte ausschlaggebend zu sein als vielmehr eine tiefe Hoffnungslosigkeit und eine auffällige Angst, die auf ein Verlusterlebnis erfolgt, das mit Ausweglosigkeit verbunden ist. Die Stimmung ist dabei ausschlaggebender als die Tatsache des Verlustes. Hilf- und Ratlosigkeit dehnen sich aus. Es gelingt nicht, sich neu zu orientieren. Der Betreffende ist fixiert und von seinem Empfinden über den Verlust vereinnahmt. Aus Angst vor dem Schmerz, einen geliebten Menschen wieder zu verlieren, geht er oft keine neuen, intensiven Beziehungen mehr ein. Während einer gewissen Zeitspanne hatte eine bedeutungsvolle Beziehung bestanden, in der er sich akzeptiert fühlte. Der Verlust in irgendeiner Form wie Tod, Trennung dieser einzigen Bezugsperson, Selbstständigwerden eines Kindes etc. führt zu verlorener, auswegloser Atmosphäre in sich selbst. Das Leben scheint nichts mehr Lebenswertes zu bieten.

Es stellt sich die Frage, ob für den Körper durch eine vom Bewusstsein nicht zugelassene Hoffnungslosigkeit eine Stresssituation hervorgerufen wird, die über eine Immunschwäche die Veränderung der Zellen ins Bösartige begünstigt. Es kann gefährlich werden, sich in einer Stimmung der Ausweglosigkeit in einem Beruf oder in Beziehungen pausenlos zu engagieren, sich keine Zeit zu gönnen, körperliche Erschöpfung und seelischen Schmerz nicht zuzulassen, geschweige denn, sich zu pflegen und zu erholen.

Heilsame Fragen

- Kann ich mich nach einer Enttäuschung oder einem Verlust neu orientieren, nachdem ich mir Zeit zur Erholung gelassen habe? (Im erschöpften Zustand tendieren wir alle zu Mutlosigkeit.)
- Pflege ich meinen Freundeskreis so, dass ich mich im Netz geborgen fühle, oder fixiere ich mich zu sehr auf eine einzelne Person?
- Falls sich der Lebensinhalt auf eine Tätigkeit bezieht, lebe ich zu einseitig?
- Kapituliere ich zu schnell?
- Wenn ja, wie bin ich dazu gekommen?
- Was wurde mir diesbezüglich vorgelebt?
- Was ist mir zugetraut worden?

Problematische Kindheit

Wie problematisch muss eine Kindheit sein, damit sie sich krebsgefährdend auswirken kann? Wie schon erwähnt, können Unsicherheit und Isolation Konsequenzen auf das Krebsgeschehen haben. Dies wurzelt oft in Erschütterungen im Kindes- und Jugendalter, wie zum Beispiel Tod eines Elternteils oder Scheidung. Als Folge davon vermeidet das Kind Nähe, weil ihm das Gefühl der bedingungslosen

Akzeptanz fehlt. Es existiert, wie erwähnt, oft nur noch eine einzige Bezugsperson. Dies bringt eine übersteigerte und verlängerte Abhängigkeitsbindung mit sich, weshalb die Beziehung oft idealisiert wird. Spannungs-, Angst- oder Depressionszustände im Zusammenhang mit Verlustangst werden unterdrückt, verleugnet oder nicht wahrgenommen. Eine Anpassung an die Umwelt ist überdurchschnittlich. Konflikte werden hinter scheinbarer Ausgeglichenheit verborgen. Interessant dabei ist, dass neurotische oder psychosomatische Symptome verschwinden oder vor Ausbrechen des Tumors nachlassen.

Auslösende Situationen für Krebs können folgende sein: Verlust einer einzigen, nahestehenden Person oder eines Ich-Ideals wie der Beruf, gleichzeitige Verzweiflung und nach einer gewissen Zeit Resignation. Versuche, verlorene Beziehungen zu ersetzen, werden unterlassen, weil man sich unfähig dazu fühlt. Somit ist es zu einer Häufung von Risikofaktoren gekommen. Diese Summierung hat einen chronischen Erschöpfungszustand zur Folge. Ein unerwarteter Schicksalsschlag kann nun die letzte Abwehrreserve aufzehren, das Fass zum Überlaufen bringen. Der Krebs bricht aus.

Heilsame Fragen

- Habe ich Schicksalsereignisse aus der Kindheit unverarbeitet in Schubladen gesteckt? (Sich wiederholende Nachtträume aus der Kindheit können Hinweise darauf sein!)
- Bin ich bereit, dies aus der heutigen Sicht nochmals zu

25

betrachten, ohne mich darin zu verlieren, sondern Prägungen zu löschen, welche krank machende Verhaltensweisen wie Nikotinkonsum, Überengagement, Überforderung, Sichzurücknehmen zur Folge haben?
- Nehme ich die Chancen durch das Löschen von hindernden Prägungen genügend wichtig?

Schuldgefühle und Selbsthass

Krebskranke fragen nicht selten: »Was habe ich Schlechtes getan, dass ich mit dieser Krankheit bestraft werde?« Suchen sie nach einer Schuld bei *sich* weil sie ihren Erwartungen an sich selbst nicht gerecht werden können? Falsche oder unrealistische Erwartungen an sich selbst können Wurzeln in innerer Unsicherheit haben. Unsicherheit kann als mangelndes Selbstbewusstsein verstanden werden. Gesunde Eigenliebe wird entbehrt, woraus dann durch ein Versagergefühl Bestrafungswünsche entstehen. Nach Ausbruch einer Krebskrankheit werden Minderwertigkeits- und Abhängigkeitsgefühle sowie Angst vor Abweisung noch vertieft und dadurch die Mitteilungsfähigkeit deutlich gehemmt.

Heilsame Fragen
- Lebe ich *gesunde* Eigenliebe? (Diese Frage können Sie zum Beispiel klären, indem Sie am Ende eines Tages darüber reflektieren, wie der Umgang mit sich selbst im Vergleich zum Umgang mit anderen ausgefallen ist.)

- Bin ich zu mir ebenso verständnisvoll wie zu anderen?
- Falls nicht, warum nicht?
- Wurde mir diese Verständnislosigkeit für sich selbst vor-
  gelebt?

Stress

Eine negative Einstellung sich selbst gegenüber wird nicht
als solche empfunden, sondern durch Stress, durch Überforderung sich selbst gegenüber überspielt. Eine erste mögliche Stressquelle zeigt sich in der Kindheit, wenn Eltern
ihr Kind immer wieder zurückweisen, sein Verlangen nach
Zuwendung nicht erfüllen. Gleichzeitig wird ein braves, an-
gepasstes Verhalten ohne Widerspruch gefordert. Daraus
entsteht oft ein Mangel an Eigenliebe oder Abgestumpft-
heit. Man spürt sich einfach nicht mehr.

Eine weitere Stressquelle sind schwerwiegende, lebens-
geschichtliche Ereignisse. Beziehungen, die mit großer
Anstrengung, Überanpassung und Sichzurücknehmen
aufrechterhalten werden, brechen ab und führen zu Isolation, Einsamkeit und einem Gefühl der Ausgeschlossen-
heit. Anstatt sich und seine Bedürfnisse durchzusetzen,
sich zu wehren, entsteht Verunsicherung. In extremen Fällen kann dies zu Selbsthass führen und zu übertriebenem
Pflichtbewusstsein wie auch zu konfliktscheuem Verhalten. Beide Arten von Stress scheinen Mitauslöser für chronisch krebsdisponiertes Verhalten und für chronische Ver-
wundbarkeit zu sein. Der krebsdisponierte Mensch lebt in

ständiger Überforderung seiner Kräfte. Irgendwann bricht sein Immunsystem als Folge der ignorierten Erschöpfung zusammen.

Heilsame Fragen

- Gehe ich *täglich* bewusst in mich mit der Frage nach meinem Befinden, nach meiner Energie und einem natürlichen Erholungsbedarf?
- Fordere ich mich körperlich und geistig, ohne nach eigener Pflege und eigenem Aufbau zu fragen? (Solche Überlegungen werden meist erst dann gestellt, wenn »es« nicht mehr funktioniert.)

Resignation und Krebs

Der Lebensstil unserer Zivilisation hat sich in den letzten Jahrzehnten massiv in Richtung Schnelligkeit und Oberflächlichkeit entwickelt. Dies ist verbunden mit einem mangelnden Erleben der Gegenwart. Ich spreche vom bewussten und gelassenen Erfahren des Alltags. Wir werden zunehmend getrieben und innerlich unruhig. Oft sind wir Lebensflüchtige. Je weniger wir bei uns sind, desto beeinflussbarer sind wir. »Es« passiert mit uns. Lethargie und Konsumverhalten machen zusätzlich anfällig auf Resignation.

Aus diesen Überlegungen heraus gehe ich insbesondere auf das Thema der Resignation in Zusammenhang mit Krebs ein, denn der Begriff »Krebs« als solcher assoziiert bei vielen, wie schon erwähnt, Resignation.

Bei vielen Krebskranken kommt zur inneren Unruhe ein Denken hinzu, das falsch wertet: Das heißt, Leistung, Belastbarkeit, Verantwortung und Pflichterfüllung werden überbewertet. Das eigene Wohlbefinden hingegen wird vernachlässigt. Schlechte, unzumutbare Lebensverhältnisse nimmt der Kranke lethargisch an oder gar nicht wahr. Seelische Verletzung beachtet er wenig. Der Patient wird von einer diffusen, nicht fassbaren Lebensangst geplagt, welche ihn gleichzeitig blockiert. Der so Fühlende findet sich im Leben nicht mehr zurecht, wird abgestumpft und freudlos.

Worin besteht die für Krebskranke typische Widersprüchlichkeit zwischen unbewussten, resignierten Gefühlen einerseits und einem heiteren, starken Auftreten andererseits? Diese Patienten betonen vordergründig oft, wie gut es ihnen bis zur Diagnosestellung ergangen sei. In intensiveren Gesprächen stellt sich jedoch meist heraus, dass sie eine über Jahre andauernde Belastung überspielt haben. Andere Kranke, mit denen ich Gespräche führte, die eine Todeskonfrontation erlitten und gleiche prognostische Voraussetzungen hatten, äußerten sich über Probleme und Situationen, die sie *jetzt ändern* würden. Dieser Unterschied lässt annehmen, dass Krebskranke schon vor der Konfrontation mit der Erkrankung mehr zu Resignation neigen als der Durchschnitt.

Neuen Lebenssinn und Erfüllung wiederzufinden, im Gegensatz zu Ausgelastetsein und Überlastetsein von Pflichterfüllung, ist das Anliegen psychotherapeutischer

Behandlung sowohl der Krebskranken als auch der körperlich Gesunden.

Beim Krebskranken fällt die Angst auf, Sicherheit und Halt zu verlieren (berufliche Veränderung, Beschützen von und Sorgen für Kinder). Aus dieser Angst, die oft verbunden ist mit einem Zermürbungsgefühl, entsteht als Ausgleich das Bedürfnis nach einem spannungslosen Zustand, der sich auch in Überfürsorglichkeit um andere ausdrückt. Dadurch wird von sich selbst abgelenkt. Aus diesem Gefühl des eigenen Unvermögens wächst ein Perfektionsanspruch an sich selbst, wie er sich zum Beispiel in »Ich darf nie krank sein« ausdrückt. Ein Krebskranker überfordert und stresst sich eher, als dass er sich seine Hilfsbedürftigkeit eingesteht.

Ein außergewöhnliches Bedürfnis nach konfliktloser Harmonie deutet außerdem darauf hin, dass krebsdisponierte Gesunde an zwischenmenschliche Beziehungen unrealistische, oft anklammernde Ansprüche stellen. Der Krebskranke gibt sein wahres Ich mit seinen natürlichen Bedürfnissen und Schwächen auf. Dies kann von Vernachlässigung von Körper und Psyche über Selbstzweifel bis hin zu Selbsthass und Selbstzerstörung führen – einer Kumulation von Stress.

Aus all den krebstypischen Eigenschaften, wie dem sich aus Unsicherheit Zurücknehmen, dem Bedürfnis nach konfliktloser Harmonie und übertriebenem Perfektionsanspruch, andererseits aus dem Schweigen bei persönlicher Krebsbetroffenheit, entsteht ein Teufelskreis. Da der Betreffende die erwähnte Tendenz hat, sich selbst zu vernachlässigen, setzt man sich zusätzlich Krebsverursachern wie Nikotin oder pausenlosem Stress aus. Nach einer gewissen Zeit bricht der Krebs aus.

Der Kranke fühlt sich nun aus der Gesellschaft ausgeschlossen, weil er an Unangenehmes erinnert wird und sein Schicksal Angst auslöst. Das Empfinden kann so weit gehen, dass er glaubt, es dürfe ihn selbst nicht geben, er sei eine Zumutung. Das Selbstwertgefühl wird jetzt noch mehr geschwächt, als es vor Ausbruch der Krankheit schon war. Der Patient resigniert immer mehr und verhält sich entsprechend den krank machenden Merkmalen.

Heilsame Fragen

- Was bedeutet Resignation in meinem Leben?
- Was traue ich mir bezüglich erfüllender Lebensbewältigung zu, wenn es mir gut geht?
- Wie steht es um mein Selbstvertrauen, wenn es mir schlecht geht?
- Wie schütze ich mich vor der Resignationshaltung?

Zum Thema Einfluss der Psyche auf die Krebsentstehung können Sie mit der folgenden Übung arbeiten. Sie kann sowohl als Prophylaxe als auch zur Verbesserung der Lebensqualität verstanden werden.

➤ **Nähere Anleitungen zu den Übungen finden Sie auf Seite 223.**

Ich bin innerlich ruhig … (Zeile mehrmals wiederholen)
Mein ganzer Körper ist wohlig locker …
Mein ganzer Körper ist angenehm warm …
Mein Atem ist ruhig und harmonisch …
In mir wird ein dankbares Gefühl für meinen Körper
wach …
Ich fühle mich in ihm geborgen und vertraue in seine
Funktionen ….
Meine Ruhe vertieft sich mehr und mehr …
Wie oft war ich heute bewusst bei mir?
Wie oft war ich gestern bewusst bei mir?
Worüber habe ich mich gestern und heute gefreut?
Meine Ruhe entspannt und befreit mich ….
Ich bin offen für alles Aufbauende, das mir begegnet …
Ich lerne wahrzunehmen und zu unterscheiden, wer und
was mich ermutigt und dadurch stärkt …
Ich spüre, dass mich mehr Bewusstheit über mich und
mehr Wissen über meinen Körper befreit …
Ich fühle mich durch diese Bewusstseinserweiterung woh-
ler und sicherer …
Ich fühle mich jeden Tag neu für mich verantwortlich …
Ich gönne mir jeden Tag etwas zusätzlich Wohltuendes ….
Diese tägliche positive Achtsamkeit verleiht mir mehr
und mehr Geborgenheit in mir selbst …

(Sollten Sie sich nicht in der Verfassung fühlen, sich bewusst zu entspannen, dann lesen Sie den Text langsam und laut und wiederholen Sie jede Zeile mehrmals.)

Wie die Psyche den Krankheitsverlauf beeinflussen kann

Im Alltag beobachten wir immer wieder, wie sich eine positive Lebenshaltung heilsam auf das körperliche Wohlbefinden auswirkt. Wir nehmen ebenso wahr, dass angespannte Menschen mit einer negativen Einstellung zu allem und jedem sich meist auch körperlich schlecht fühlen. Die allermeisten Krebspatienten sind in verschiedenster Hinsicht schon vor ihrer Erkrankung seelisch belastet, manchmal regelrecht gefangen vom selbst auferlegten Druck. Der Ausbruch der Krankheit zehrt noch zusätzlich. Man kann all diejenigen Patienten verstehen, die sich nicht mit der Psyche auseinandersetzen mögen, weil sie von den medizinischen Behandlungen erschöpft sind. Und doch möchte ich eben jene dazu ermutigen, um damit auch ihr Auslieferungs- und Ohnmachtsgefühl abzubauen. Jeder kann mental den Krankheitsverlauf positiv beeinflussen. Und dies ganz besonders im Anfangsstadium einer Krebserkrankung. Beim Krebskranken besteht die Gefahr, dass er sich mit einer resignierten Lebenshaltung der Erkrankung einfach ausliefert. Dieses Sichausliefern könnte aber zum Beispiel durch psychotherapeutische Maßnahmen verhindert werden.

Nicht nur die körperlichen Funktionen von Kreislauf oder Verdauung, sondern auch die organischen Veränderungen bei einem Tumorwachstum können von seelischen Faktoren beeinflusst werden. Beispiele sind verfälschte

Werte bei Blutdruck- und Cholesterinmessungen in der Arztpraxis – die Angst vor schlechten Werten bewirkt schlechtere Messergebnisse. Andere Beispiele weisen Verbesserungen des Gesamtzustandes auf und medizinisch nicht erklärbare Spontanheilungen. Aus der psychologischen Praxis gesprochen sind die Rückbildung eines Magengeschwürs oder die Heilung von Hautkrankheiten im Verlauf einer Psychotherapie nicht nur erhoffte Nebenerscheinungen, sondern realistische Anliegen.

Ich möchte daher auf die Notwendigkeit einer kombinierten medizinischen und psychotherapeutischen Behandlung, das heißt einer Zusammenarbeit von Ärzten und Psychologen hinweisen. Wenn wir davon ausgehen, dass Mutlosigkeit und Auslieferungsgefühle vielen Krebskranken eigen sind, dann stellt sich die Frage, wie dieser Gestimmtheit konkret entgegengesteuert werden kann. Ich bin der Meinung, dass es die gesamte Bandbreite der körperlich pflegerischen *und* der psychischen Selbsthilfe ist, über die der Kranke unbedingt informiert werden müsste. Und er sollte zu seiner eigenen Ermutigung auch wissen, dass es viele geheilte Krebskranke gibt.

Warum sprechen wir nicht über eine Krebskrankheit, wenn wir sie überwunden haben? Tritt nach einer Krebsheilung an Stelle einer Entspannung die Angst vor der Wiederholung? Ein anderer Grund für das Schweigen ist die Tatsache, dass diese Krankheit meist mit Schmerzen in Verbindung gebracht wird. Dieses Unangenehme, dem man sich ausgeliefert fühlt, wird tabuisiert. Viele Geheilte schweigen zudem, obwohl sie durch Sprechen Mut und Hoffnung wecken könnten, weil sie befürchten, wegen der Tabuisierung von der Umwelt gemieden zu werden. Wir sollten aber vermehrt über Heilungen sprechen, weil dunkle Zeiten, Depressionen oder Krankheiten eine Quelle neuer Kraft sind, sobald wir sie überstanden haben. Es ist wichtig, dass wir uns in schwierigen Zeiten daran erinnern, um aus dem Durchgestandenen neuen Mut zu schöpfen. Wir sollten Positives, welches sich aus Schicksalsschlägen ergeben hat, mehr beachten.

Dies bedeutet auch, dass wir mit einfühlsamen Menschen darüber reden, um uns gegenseitig zu stärken. Uns wird dann wieder neu bewusst, dass eine Krankheit auch eine Chance zur Reifung beinhaltet. Auch die Konfrontation mit Krebs würde uns so weniger in lähmende Resignation führen. Wie schon erwähnt, haben Angst und Schweigen oft zur Folge, dass der erste Arztbesuch verzögert wird. Die Krankheit könnte jedoch viel eher in stationärem Zustand erfasst und der Verlauf günstig beeinflusst werden.

Das offene Sprechen über eine erfahrene Krebsheilung kann auch die Angst vor einem Rückfall mindern und damit prophylaktisch wichtig sein. Wer Konfrontation und Auseinandersetzung mit Krebs zulässt anstatt zu verdrängen, lernt mit Ausnahmesituationen sinnvoll umzugehen. Sie werden fassbarer und somit nicht zu diffusen Angst- und Bedrohungsfeldern. Das Gefühl des Ausgeliefertseins, der Ohnmacht, wird eher abgebaut.

Ist die Neigung, den ersten Arztbesuch aufzuschieben,

auch Ausdruck unserer unrealistischen Haltung, die den Tod verleugnet? Was unangenehm werden könnte, wird verleugnet, bis man selbst daran zugrunde geht. Solange die Ahnung um eigene Krebsbetroffenheit nicht durch die Diagnose des Arztes bestätigt wird, macht sich der Kranke vor, er sei gesund. Anstatt sich mit der Wirklichkeit auseinanderzusetzen, liefern sich viele der Betroffenen passiv der Zerstörung ihres Körpers aus.

Wir müssen uns darüber im Klaren sein, dass wir Mitverursacher und Mitverantwortliche unserer Krankheit sind. Wer seinen Arzt rechtzeitig, das heißt frühzeitig aufsucht, hat die besten Verlaufs- und Heilungschancen.

Die Fragen und Affirmationen in der folgenden suggestiven Übung können dabei helfen, den Verlauf der Erkrankung positiv zu beeinflussen.

Ich bin innerlich ganz ruhig ...
Ich bin innerlich gelöst und offen ...
Suche ich den Arzt auf, wenn ich unter Beschwerden
*   unbekannter Herkunft leide?*
Bin ich mir der negativen Konsequenzen genügend
*   bewusst, wenn ich verdränge?*
Ich bin bereit, mich auseinanderzusetzen, im Wissen,
*   dass dadurch alles fassbarer wird ...*
Ich fühle mich durch dieses Aufraffen ermutigt ...
Ich fühle mich durch meine Offenheit zuversichtlich ...

Bin ich genügend bereit, mir den geeigneten
*   Gesprächspartner zu suchen, wenn mich etwas*
*   negativ beschäftigt?*
Wähle ich mir die Gesprächspartner achtsam aus?
Meine Bewusstheit über mich und meine Ehrlichkeit mir
*   selbst gegenüber stimmen mich zuversichtlich ...*

Wenn die Seele weint, schmerzt auch der Körper

Körperliche Schmerzen sind ein nervliches Phänomen. Je intakter Nerven sind, desto schmerzunempfindlicher bzw. unanfälliger ist unser Körper. Die Nerven sind eng verknüpft mit unserem Unbewussten und damit mit unserer Psyche. Je unbeschwerter die Psyche, desto gelöster und stärker das Nervensystem. Wir alle besitzen die Möglichkeit, unser Nervensystem *täglich* zu entspannen und zu regenerieren. Unser Lebensstil bewirkt aber bei den meisten das Gegenteil, nämlich eine nervliche Daueranspannung.

Gehen wir von Ihrem möglichen Alltagsrhythmus aus. Wie steht es um Ihr Wohlbefinden, wenn Sie morgens aufwachen? Werden Sie von Gedanken an Pflichterfüllung, Konflikten oder Problemen beschlagnahmt und nervlich gespannt?

Je nach Stimmung beim Tageseinstieg programmieren wir uns selbst auf Erfülltheit, Sinnlosigkeit, Hektik oder Lebensfreude, das heißt auf Gelöstheit oder Anspannung.

Mit unserer Lebenshaltung stumpfen wir uns ab oder begeistern uns. Die meisten unterschätzen die Bedeutung des Neuanfangs nach der Nacht. Wir verlieren uns zu oft in einer Gedankenflut und in Problemen, die durch unsere Beziehung zur Umgebung bedingt ist, statt zuerst zu uns selbst zu kommen, unser Inneres zu finden und von dort gefasst in den Tag zu gehen. Vorbereitet sein auf den neuen Tag heißt, Körper und Energiehaushalt den Umständen entsprechend anzupassen, womit konkrete Pflege gemeint ist. Durch eine solche Haltung wird der Körper geschützt und die Schmerzanfälligkeit reduziert.

Sicherlich wurden auch Sie schon von organischen Schmerzen geplagt. Versuchen Sie, sich für einen Augenblick in die vergangene Situation hineinzufühlen. Entspannen Sie sich dabei. Waren Sie damals beunruhigt? Wie reagierten Sie seelisch? Haben Sie sich verständnisvoll und zuversichtlich zugeredet? Reagierten Sie ungehalten oder lehnten Sie sich dagegen auf? Fühlten Sie sich gereizt, weil Sie sich dies oder jenes vorgenommen hatten und es wegen der Schmerzen nicht realisieren konnten? Fühlten Sie gegenüber Ihrem schmerzenden Körperteil trotzdem liebevoll? Gingen Sie auf ihn ein und taten alles, um ihm zu helfen?

Das ist wichtig! Denn durch Verspannung vertieft sich der Schmerz. Vielen fehlt die Zeit und eigene Vertrautheit, um ihrem Körper selbst zu helfen. Je vertrauter eine Situation ist, desto sinnvoller reagieren wir auf sie. Mit dem Körper und seinen Schmerzen würden wir heilsamer umgehen, wenn er uns vertrauter wäre. Weil wir aber meist nur dann auf unseren Körper aufmerksam werden, wenn das Wohlbefinden beeinträchtigt ist, handeln wir in kritischen Augenblicken falsch, oft sogar paradox, schädigend statt heilend.

Für alle wäre es aufbauend und würde die Lebensqualität verbessern, wenn wir uns nach dem Aufwachen zuerst den Körper bewusst vergegenwärtigen würden. Die Wohligkeit durch die Regeneration des Schlafes beispielsweise sollte bewusst und intensiv erlebt werden. Falls Sie sich öfter nicht ausgeruht fühlen, sollten Sie sich fragen, was Sie ändern müssen. Danach kann sich jeder fragen, worauf er sich *heute* freut. Oder, falls Sie in einer Krise stecken, was Ihnen jetzt wohltun könnte.

Im Tagesverlauf wäre es ratsam, bewusster auf die Bedürfnisse des Körpers einzugehen, soweit dies realisierbar ist. Vieles ist leichter umsetzbar, als wir es aus Gewohnheit und Bequemlichkeit wahrhaben wollen. Es kann aufschlussreich sein, sich immer wieder während des Tages zu beobachten, wie wir mit unserem Körper und unserer Psyche Zwiesprache halten.

Vor dem Einschlafen ist es entspannend und wird den Schlaf optimal auf eine Regeneration vorbereiten, wenn wir uns folgende Fragen stellen:
- Wie bin ich heute mit mir selbst umgegangen?
- Wie bin ich auf meinen Körper eingegangen?
- Habe ich ihn genügend gepflegt oder habe ich ihn aus Hektik oder Bequemlichkeit vernachlässigt?

Die folgende Suggestionsübung kann zu einem wohltuenden Umgang mit sich selbst verhelfen.

Ich bin ganz ruhig und locker ...
Mein ganzer Körper ist wohlig warm und locker ...
Mein Atem ist ruhig und harmonisch ...

Ich fühle mich bei mir geborgen und sicher ...
Meine Ruhe vertieft sich mehr und mehr ...
Wie oft war ich heute bewusst bei mir?
Ich reflektiere den gestrigen Tag hinsichtlich Bewusstheit
    über mich ...
Habe ich mich gestern gefreut, weil ich bin?
Worüber habe ich mich heute gefreut?
Meine Ruhe wird immer tiefer ...
Ich bin offen für alles Heilsame und Aufbauende,
    dem ich begegne ...
Ich lerne wahrnehmen und unterscheiden, wer und was
    mich ermutigt und stärkt ...
Ich spüre, wie mich mehr Bewusstheit über mich
    befreit ...
Ich fühle mich dadurch wohler und stärker ...
Ich fühle mich für mich selbst jeden Tag neu
    verantwortlich ...
Ich schenke mir bewusst jeden Tag etwas Wohltuendes
    oder eine Freude ...
Was war oder ist es heute?

2 Ich habe Angst vor Krebs

Wenn Ihre Angst ein Ausmaß annimmt, dass Sie sich fortwährend von ihr überschattet fühlen, dann sollten Sie etwas dagegen unternehmen. Wo ist die Grenze zu ziehen zwischen einer gesunden Angst vor Gefahren und vor einer Phobie? Wenn Sie zum Beispiel beim Umkleiden täglich angstvoll Ihren Körper abtasten oder wenn jeder Schmerz, jedes Stechen Todesfantasien weckt, hat Ihre Angst ein gesundes Maß überschritten.

Eine weitere Auswirkung der Angst kann sein, dass Sie sich zwanghaft mit Krebskranken vergleichen oder dass unangenehme Fantasien über einen tödlichen Krankheitsverlauf in Ihnen auftauchen, ohne dass Ihnen von außen Anlass dafür gegeben wird. Wenn Sie von solchen Bedrohungsgefühlen verfolgt werden, dann ist es angebracht, psychologische Hilfe zu suchen.

In meiner psychotherapeutischen Tätigkeit erfahre ich, dass es sich bei den allermeisten extremen Ängsten vor der Krebskrankheit (Cancerophobien) um das Verdrängen einer anderen ausweglos erscheinenden Situation handelt. Es kann sich dabei um Probleme wie Spannungen in der Partnerschaft oder generell um das Unerfülltsein im Le-

ben oder auch um die Neuorientierung nach einem Todes-
fall handeln. Weil der Betroffene sich *diffus ohnmächtig*
und ausgeliefert fühlt, klammert er sich an einen *konkreten* Angstinhalt wie zum Beispiel den Krebs.

Mithilfe psychotherapeutischer Gespräche kann Angst
und damit eine permanente Anspannung abgebaut werden.
Dies ist auch prophylaktisch bedeutsam, weil Verkrampfung das Immunsystem schwächt und die Entstehung von
Krebs begünstigen kann. Angstvolle Menschen fühlen sich
in ihrer Lebenssituation dermaßen hilflos und ohnmächtig, dass sie unbewusst mehr Angst vor dem Weiterleben
als vor dem Sterben haben. Sollten Sie sich als Leser angesprochen fühlen, ist es wichtig, dass Sie sich Hilfe suchen
und sie auch annehmen, statt Ihre innere Not weiterhin zu
verdrängen. Die Angst schwächt nicht nur Ihr Immunsystem, sondern vermindert auch Ihre Lebensqualität – die
Lebensfreude verblasst zunehmend.

Wenn Sie sich angesprochen fühlen, aber keine Fachperson aufsuchen wollen, dann fragen Sie sich, ob Sie vor etwas ausweichen, etwas in Ihrer Lebenssituation nicht wahrhaben, nicht eingestehen wollen, weil es Ihnen unlösbar erscheint. Wenn Sie so zu einer Antwort kommen und wenn
es Ihnen sogar gelingt, die Angelegenheit nicht wieder von
sich zu schieben, dann kann sich der Gang zum Psychologen erübrigen. Lassen Sie sich jedoch nicht weiterhin von
ständiger Lebensangst gefangen halten.

Wenn Sie zu den Menschen gehören, die außergewöhnliche Angst vor Krebs haben, dann könnte für Sie die fol-

gende Selbsthilfeübung angebracht sein. Erwarten Sie keinen Erfolg nach einmaligem Durchlesen, denn Einstellungsänderungen geschweige denn Gefühlsänderungen müssen über längere Zeit und täglich trainiert werden.

➤ **Nähere Anleitungen zu den Übungen finden Sie auf Seite 223.**

Was bewirkt Angst in meinem Körper?
Meine Nerven und Blutbahnen verkrampfen sich ...
Dies erschwert die Durchblutung und die
Sauerstoffzufuhr ...
Ich strapaziere auf diese Weise meinen Organismus in
seinen Funktionen ...
Ich schwäche damit mein Immunsystem ...
Ich erkenne, dass Angst Krankheit nicht vermeidet,
sondern das Gegenteil bewirkt, sie begünstigt ...
Ich lerne durch vermehrte Bewusstheit über die
Körpervorgänge meine Angst loszulassen ...
Meine Ruhe wird intensiver ...
Mein ganzer Körper ist locker und angenehm warm ...
Ich lerne beim Gedanken an Krebs, bewusst zu
entspannen, weil ich mir selbst helfen kann ...
Ich lerne ein Selbstvertrauen aufzubauen, welches ich,
was immer geschehen mag, positiv beeinflussen
kann ...
Ich habe die Kraft, den Mut und die Offenheit, mich mit
Beängstigendem auseinanderzusetzen ...

Ich fühle, wie das Vertrauen in mich selbst wächst ...
Ich fühle mich bei mir geborgen und sicher ...
Ich fühle mich stärker werden und zuversichtlich ...

Bei Krebsangst handelt es sich nicht nur um eine Angst vor Krankheit oder Tod. Wir leben in einer Zivilisation, die dazu tendiert, Leben und Tod nicht als Einheit zu empfinden. Viele schaffen meist unbewusst eine Distanz zu natürlichen Ereignissen. Denken wir nur an den Alterungsprozess. Untrennbares wird getrennt. Was mit Verzicht, Loslassen oder Kontrollverlust verbunden werden könnte, wird verdrängt, so, als existiere es nicht. Der Krebskranke jedoch erinnert an die eigene Vergänglichkeit, welche wir nicht vergegenwärtigt haben wollen. Angst vor Krebs ist auch Angst vor Gemiedenwerden, vor Einsamkeit und Isolation.

Was tun, wenn wir aufgrund seelischer Disposition Angst haben, wenn wir uns krebsgefährdet fühlen? Wir alle besitzen krebsfördernde Persönlichkeitszüge und Verhaltensweisen. Es fragt sich nur, wie gehäuft sie sind und wie lange wir uns ihnen beugen. Die Summe der negativen Einflüsse ist ausschlaggebend für den Krankheitsausbruch. Es ist deshalb von großer Wichtigkeit, wie wir mit krebsfördernden Eigenschaften umgehen. Wenn uns Angst vor Krebs oder einer anderen bedrohlichen Angelegenheit quält, dann geht es darum, ihren Inhalt zu beleuchten.

Bewusstmachen bedeutet gleichzeitig fassbarer machen.

Es wird uns dann wohler, weil wir das Gefühl des Ausgeliefertseins konkret abbauen. Es ist der Weg zur inneren Lösung. Doch wie lässt sich das konkret umsetzen?

Notwendig ist der Mut, sich Problemen zu stellen, den Schmerz der Seele zuzulassen, statt ihn zu verdrängen. Gelingt dies, ist glücklicherweise zu erkennen, dass mehr Lebenskraft in einem steckt, als man sich zutraut. Ich denke dabei auch an all das, was durch gesellschaftliche Normen verschüttet worden ist: Ein Mann beispielsweise kann lernen, zu weinen. Eine Mutter kann lernen, eigene Bedürfnisse zuzulassen. Viele Menschen könnten lernen, bewusster Grenzen zu setzen und damit auf kraftraubende Selbstlosigkeit zu verzichten. Jeder, der sich in irgendeiner Form besonders engagiert, gibt Kraft ab. Jeder braucht aber auch die Quelle, aus der er neue Energie schöpft. Je kraftloser, erschöpfter wir sind, desto angstanfälliger werden wir auch.

Wenn Sie zu denen gehören, die Angst haben, an Krebs zu erkranken, möchte ich Ihnen einige Fragen stellen: Lesen Sie in den Medien bzw. im Internet Informationen über Krebs? Warum befassen Sie sich damit? Warum fixieren Sie sich auf Krebsangst? (Falls es sich um eine Erfahrungsangst handelt, ist sie in beschränktem Ausmaß natürlich.) Warum öffnen Sie sich für zu viele negative Informationseinflüsse? »Klammern« Sie sich an Krebs, um damit einer anderen Lebensangst, zum Beispiel Zukunfts- oder Lebensbewältigungsangst, auszuweichen?

Versuchen Sie, sich in diese Fragen zu vertiefen, bevor

Sie mit der folgenden Selbsthilfeübung zu arbeiten beginnen.

*Ich bin ganz locker und innerlich ruhig ... Ich pole
bewusst innerlich um ...*
*Ich öffne mich immer mehr und bewusster für
Wohltuendes ...*
*Ich spüre mich dadurch erstarken, mir mehr
zuzutrauen ...*
*Habe ich Veränderungen vorzunehmen, denen ich bisher
ausgewichen bin?*
*Ich habe den Mut, ehrlich zu mir zu sein und Initiativen
zu ergreifen ...*
*Ich traue mir selber zu, dass ich die Kraft zur
Veränderung aufbringe ...*
*Ich habe und bekomme genügend Energie, um Folgen
der Veränderung zu tragen ...*
Ich übernehme die Verantwortung für mein Befinden ...
Ich fühle mich in mir geborgen ...
*Ich fühle mich stärker werden, sicher und
zuversichtlicher ...*

Sind Sie gesund? Haben Sie keinen Krebs, aber einen nahe
stehenden Menschen an Krebs verloren und nun die Angst,
dass es auch Sie treffen könnte?

Wir alle tragen Krebszellen in uns. Doch das Zusam-

menwirken von Umweltfaktoren, die Aktivität der Hirnan-
hangsdrüse, das Immunsystem, erbliche Gene, aber auch
unsere Lebensweise und Lebenseinstellung sind dafür verantwortlich, ob sich diese Zellen tatsächlich ins Bösartige
entwickeln. Jede Krankheit ist Ausdruck unserer Individu-
alität. Somit ist auch jeder Krebsverlauf individuell. Das
Leben ist Gefahren ausgesetzt, die sich nicht vermeiden
lassen. Sich bedroht fühlen – ausgelöst durch die Konfrontation mit dem Schicksal eines anderen – bedeutet Mangel
an innerer Distanz. Dieses Manko ist jedoch auch eine natürliche Reaktion auf Erschöpfung. Mit anderen Worten:
Je erschöpfter wir sind, desto angstanfälliger – was schon
öfter erwähnt wurde.

Auch in Ihrer momentanen Situation hat Erholung absolute Priorität, um wieder zuversichtlicher werden zu können. Die innere Distanz kann zum Beispiel durch nüchter-
nes, wiederholtes Bewusstmachen der angstauslösenden
Situation gefunden werden und dadurch, sich seine Indivi-
dualität zu vergegenwärtigen. Wenn Sie nach dem Krebs-
tod eines nahestehenden Menschen unter Angst vor einer
eigenen Erkrankung leiden, kann Ihnen die nachfolgende
Übung als Selbsthilfe dienen.

Ich fühle mich innerlich ruhig und locker ...
Was ist mir durch das Miterleben der Krankheit
widerfahren?
Hat es mir bei aller Schwere auch Positives gebracht?

47

Wenn ich nach der Schwere des Erlebten wieder
    auftanke, baut dies meine Zuversicht wieder auf ...
Ich bin bereit, das Leben anzunehmen, auch wenn ich
    das Erlebte nicht verstehen kann ...
Ich lerne, auch die Kraft in mir zum Fließen zu
    bringen ...
Ich bin froh und dankbar, dass ich gesund bin ...
Ich fühle mich durch Bewusstwerdung und wachsender
    innerer Distanz sicherer ...
Ich fühle mich in mir geborgen ...
Ich fühle mich stärker werden und zuversichtlich ...

3 Ich habe Krebs

Allein … Jeder Mensch ist allein mit seinem Krebs, solange es gelingt, den Zustand zu vertuschen. Die Einsamkeit wird noch intensiver, wenn die Krankheit auch für die Außenwelt offensichtlich wird. Hoffentlich merkt man »es« lange nicht, wird man vom Gezeichnetsein der Krankheit verschont.

Welchen Weg gibt es aus dieser Einsamkeit? Sobald wir uns jemand Einfühlsamem, Verständnisvollem anvertraut haben, fühlen wir uns erleichtert. Erleichtert fühlen wir uns auch, wenn uns jemand aus dem Herzen spricht. Im Folgenden werden Situationen angesprochen, auf deren sinnvolle Bewältigung ich später tiefer eingehen werde. Wichtig ist, dass das, was Sie in irgendeiner Art von Gefühlsäußerung ausdrücken können, nicht ins Unbewusste verdrängt wird. Verdrängen Sie jedoch, so wandelt sich das Verdrängte in Angst oder Depression um. Das Diffuse, Undurchschaubare und Unfassbare hat dann eine Atmosphäre der Ohnmacht und der Auslieferung zur Folge. Dies wiederum fordert körperlich und seelisch Kraft. Sie verspannen sich.

Was Sie jedoch konkret formulieren, vermittelt durch Bewusstheit innere Distanz. Die Angelegenheit wird fassbarer und verliert an Bedrohlichkeit. Solange der Krebs nicht eingestanden wird, solange wird er meist auch ins Unbewusste abgeschoben. Der Kranke zählt sich zu den Gesunden, solange er in der Arbeitswelt bzw. im sozialen Umfeld normal, unauffällig leben kann. Er macht sich selbst vor, nicht zu den Kranken zu gehören. Viele Krebskranke leiden unter Verlassenheitsvorstellungen, insbesondere was Schmerzen und einen einsamen Tod betrifft. Offen darüber zu reden kann echte Hilfe und Erleichterung bringen.

Wenn im Augenblick des Schicksalsschlages, der Diagnosemitteilung, eine innere Distanz nicht herzustellen ist, fehlt die Kraft dazu. Dann muss sich jeder zunächst erholen und auftanken, um zuversichtlich statt verschlossen, resigniert und einsam den Weg weiterzugehen. Vielleicht sollten wir lernen, nach einem Tiefschlag eine Erholungspause einzuschalten, bevor wir von uns selbst eine Neuorientierung erwarten.

Den Weg trotz Krebs bewusst und intensiv weiterzugehen heißt, den Weg offen weiterzugehen. Was ist damit gemeint? Nach einer Krebsdiagnose kämpft der Arzt mit seinem Patienten auf physischer Ebene. Wir sind jedoch eine Ganzheit, die, wenn sie seelisch durch extremes Fühlen oder körperlich infolge Überanstrengung aus dem Gleichgewicht geraten ist, Störungen in Seele und Körper verursacht. Ganz besonders bei einer Krebserkrankung dürfen wir nie vergessen, dass zwischen Körper und Seele eine untrennbare Wechselwirkung besteht. Sich nur auf das eine zu konzentrieren, ist nicht die eigentliche Heilung. Wir alle besitzen die Möglichkeit, einen Krebsverlauf positiv zu beeinflussen, indem wir die aus dem Gleichgewicht geratene Ganzheit über die seelische Zuwendung wiederherstellen. Ähnlich wie unsere Nachtträume die Sprache unseres Unbewusstseins sind, so ist die Psychosomatik die Sprache des Körpers und der Seele im Wachzustand.

Wenn wir den Signalen unseres Unbewussten keine Beachtung schenken, geschieht es, dass der Körper sich mittels Beschwerden wehrt. Diese rufen uns in Erinnerung, dass wir etwas an unserer Situation ändern müssen. Würden wir in uns hineinhorchen und vermehrt spüren, was in uns vorgeht, brauchten wir die psychosomatischen Symptome viel weniger. Wir verstehen die Alarmzeichen des Körpers nicht oder schätzen sie falsch ein. Auch die Forschung zeigt, dass organischen Erkrankungen wie Krebs oft funktionelle oder neurovegetative Störungen vorausgegangen sind. Wir müssen die Störungen oder die Sprache unseres Körpers verstehen lernen. Auch das Weiterschreiten der Krankheit (Rezidive) könnte auf diesem Weg vermehrt vermieden werden.

Ein weiterer Ansatz zur Selbsthilfe ist die Auseinandersetzung mit krebstypischen Erlebnismerkmalen. Wir alle weisen solche auf. Doch wie bereits erwähnt, geht es um deren Häufung, und vor allem, wie wir mit ihnen umgehen, wie wir sie verarbeiten. Wir müssten bewusster, selbstverständlicher und natürlicher leben, als wir es gewöhnlich tun. Unwissentlich oder unwillentlich können wir etwas heraufbeschwören, etwas mit auslösen, was wir eigentlich verhindern wollten. Das kann auch Krebs sein. Wir alle tragen Heil- und Zerstörungskräfte in uns, welche eng an unsere Einstellung gekoppelt sind.

Ein weiterer Aspekt der seelischen Selbsthilfe ist das Umgehen mit der Umwelt. Wie kann eine krebskranke Person mit gesellschaftlichen Normen wie Unterdrückung der Gefühle und anderer Tabus heilsam umgehen? Ich wende mich hier vor allem an Männer, wenn ich betone: Je mehr psychische Belastung unterdrückt wird, desto mehr besteht die Gefahr, dass der schon lädierte Körper noch heftiger mit Beschwerden wie Tumorwachstum reagiert. Weinen und Trauern dagegen entspannen und setzen neue Lebenskraft frei. Der Körper ist im entspannten Zustand eher bereit, den lebensnotwendigen Sauerstoff ausgeglichen aufzunehmen. Der gesellschaftliche Alltag ist von Resignationstendenzen geprägt. Wie kann Resignation, die nach einer Diagnosemitteilung oft einsetzt, verhindert werden? Will sich der Betroffene zu diesem Zeitpunkt wirklich zurückziehen oder veranlasst ihn die Umgebung mit ihrer Abwehrhaltung und ihren Ängsten zum Schweigen?

Viele möchten sich aussprechen und es würde ihnen auch helfen, aber sie fürchten, dann die Kontrolle über ihre Gefühle zu verlieren. Es fehlt ihnen auch das Verständnis für den eigenen Schmerz. Es fehlt ihnen an Vertrauen zu sich selbst. Viele befürchten, sich nicht ausdrücken zu können, ohne gleichzeitig in Selbstmitleid zu verfallen. Sie unterdrücken ihre Gefühle und werden so deren Opfer. Weinen ist ein lösender Prozess. Falls nötig, bringen Sie also Ihre ungeweinten Tränen zum Fließen.

Ziehen Sie sich nach der Diagnosemitteilung innerlich nicht zurück! Isolieren Sie sich nicht von Ihren nächsten Angehörigen! Falls Sie keine Angehörigen haben oder diese verständnislos, teilnahmslos sind, wenden Sie sich an eine Fachperson, der Sie sich mitteilen können. Verstecken Sie Ihre Verzweiflung, Angst oder Mutlosigkeit nicht hinter besonderer Tüchtigkeit oder hingebungsvoller Tätigkeit, und täuschen Sie kein Wohlbefinden vor. *Jetzt sind Sie in Ihrem Leben der Mittelpunkt.* Es ist der falsche Zeitpunkt, sich im Moment mittels überdurchschnittlicher Leistung zu bestätigen, wie »lebenstüchtig« Sie sind. Mit solcherlei Ablenkung gönnen Sie sich lediglich Pseudoverschnaufpausen.

Wenn Sie Ihren Körper bis zur Krebsdiagnose vernachlässigt haben, haben Sie jetzt vielleicht kein Vertrauen zu ihm. Nehmen Sie wahr, wenn Sie an die Grenze Ihres physischen Wohlbefindens stoßen? Vertrauen und die Befindlichkeit des Körpers spüren, setzen eine Beziehung zu ihm voraus. Täuschen Sie sich nicht vor, durch übertriebene Tapferkeit das Geschehen in Körper und Seele unter Kontrolle zu halten, es steuern zu können. Versuchen Sie nicht, mit Darüberstehenwollen die Angst vor dem Ausgeliefertsein an einen unheimlichen Zerstörungsprozess im Körper zu bannen. Gebannte Ängste belasten den Körper durch die Anspannung nur noch mehr, als er es ohnehin schon ist. Wie Sie mit den geschilderten Situationen konkret umgehen können, schildere ich im Folgenden über die Möglichkeit einer Psychotherapie.

Psychotherapeutische Behandlungen bei Krebserkrankungen bestätigen immer häufiger, mit wie viel Erfolg sie zur Linderung, zur Steigerung der Lebensqualität und zur Vermeidung des Weiterschreitens der Krankheit (Rezidiven) beitragen können. Warum neigen wir noch immer zur einseitigen Betrachtungsweise, was unser allgemeines Wohlbefinden betrifft? Entweder klammern wir meist das Seelische oder – im Falle einer seelischen Verstimmung – das Körperliche aus. Es ist meist unbequem, Gedanken über die Wechselwirkung von Physischem und Psychischem anzustellen. Brechen wir ein Bein, dann lassen wir es schienen. Befällt uns dagegen eine Migräne oder beunruhigt uns ein heftiges Herzklopfen, spüren wir, dass verschiedene Überlegungen zur Ursachenklärung notwendig sind. Für die genannten funktionellen Beschwerden gibt es keine einseitige Erklärung, sondern es handelt sich um verschiedene, zusammentreffende Faktoren, die Schmerz oder Angst auslösen.

Ich erinnere mich an Patienten, die eine gute Prognose hatten und unerwartet schnell starben, aber auch an geheilte Krebspatienten, die wider Erwarten leben. Diese Tatsachen veranlassen zum Nachdenken über Heil- und Zerstörungskräfte in uns, deren wir uns viel zu wenig bewusst sind. Eine solche Heilkraft kann unser Unbewusstes sein.

Auf viele unserer Fragen tragen wir Antworten in uns, die wir zu wenig ins Bewusstsein gelangen lassen. Die Harmonie von Fühlen und Denken ist eine Voraussetzung für den Zugang zu solchen Antworten. Und der Weg zu dieser Harmonie führt über den langen Weg der Ehrlichkeit zu sich. Dieser Weg kann über eine gewisse Strecke auch Psychotherapie bedeuten.

Wie sieht dies konkret aus? Das Vorgehen ist vom Krankheitsstadium abhängig, die Zielsetzung jedoch nicht. Sobald der Patient über seine verdrängten Sorgen und Ängste sprechen kann, wird er innerlich freier. Er wird gelöster und gewinnt dadurch an Kraft, um auf die momentane Situation einzugehen und sich wieder aufzufangen, statt zu resignieren. In der Gesprächstherapie müssen oftmals gehäufte Verlusterlebnisse verarbeitet und als Teil des Lebens akzeptiert werden. Dieses Annehmenkönnen befreit innerlich. Energie wird freigesetzt, um sich mit der aktuellen Schwere fruchtbar auseinanderzusetzen.

Es kann auch geschehen, dass der Kranke durch die Diagnose eine Wiederholung von Verlustangst und Ausgeliefertsein durchlebt. Im Gegensatz zu früheren Verlustereignissen ist er außerdem nach der Krebsdiagnose wahrscheinlich noch entkräfteter. Diesen kritischen Zustand aufzufangen, macht es notwendig, seelische Traumen ins Bewusstsein zu rufen, doch sie dürfen in Gesprächstherapien nicht überbewertet werden. Was geschehen ist, lässt sich nicht ungeschehen machen. Was sich jedoch ändern lässt, ist die Einstellung dazu.

Oft mögen wir keine Auseinandersetzung mehr. Von erlittenen Schicksalsschlägen können wir freudlos und seelisch ermattet sein. Apathie entsteht. Sie ist Ausdruck von Resignation, welche zur Folge hat, dass der Arztbesuch verzögert und die Symptome der Krankheit unterdrückt werden. Die resignierte Gestimmtheit muss in der Psychotherapie bewusst gemacht und umgepolt werden, die Orientierung wieder nach der Realität und dem Leben ausgerichtet werden.

Auch auf Alltagsangelegenheiten der Krebskranken muss eingegangen werden. Im Folgenden werden solche Situationen beschrieben und Impulse vermittelt, wie damit gelassener gelebt werden könnte.

Ich fühle mich ausgeliefert

Ich sitze im Sprechzimmer meiner Gynäkologin. Sie bestätigt die Knoten in meiner Brust, die ich seit Monaten getastet, aber nicht wahrhaben wollte. Ich muss sofort zur Feinnadelpunktion. Was steht mir bevor? Operation, Verstümmelung, ein Versteckspiel, damit man »es« möglichst lange nicht merkt, allmählicher Zerfall, Einsamkeit? Wie schlafwandlerisch gehe ich aus der Arztpraxis weg. Ich möchte allen, denen ich auf dem Weg ins Krankenhaus begegne, zurufen, dass sie ihre Gesundheit bewusster wahrnehmen sollten. Mein Leben ist mir für den Augenblick wie entglitten. Wie willkommen wären mir jetzt Probleme im Beruf, in der Partnerschaft oder finanzielle Engpässe im Vergleich zu meiner jetzigen Situation! Ich fühle mich allein, uferlos verlassen. Eine Kluft gähnt zwischen den anderen und mir. Einige Minuten später warte ich im Krankenhaus, bis ich für die Untersuchung an der Reihe bin. Ich realisiere dabei, wie ich mein ganzes Leben im Griff haben wollte. Eigenwillig und unabhängig habe ich mir einen bestimmten Lebensstil angeeignet. Innerhalb von Minuten, so habe ich den Eindruck, ist mein Weg abgeschnitten worden, nicht mehr weiter begehbar. Alles, was mich beschäftigt hat, ist leer geworden.

Was ich eben geschildert habe, ist das Empfinden des Ausgeliefertseins, etwas vom Schwierigsten bei einer Krebserkrankung. Wir sind auf eine solche Ohnmacht nicht vorbereitet. Denn man hat uns in der Erziehung vor allem gelehrt, durch Bemühen möglichst alles unter Kontrolle zu haben. Natürlich: Pflichten und Aufgaben können willentlich gesteuert werden. Doch wenn der Körper rebelliert, nicht mehr selbstverständlich funktioniert, geraten viele außer sich und übersehen die Möglichkeit, ihn positiv zu beeinflussen. Sie fühlen sich hilflos, wenn sie mit etwas in Berührung kommen, dem sie nicht durch Flucht entrinnen können. Der sich zerstörende Körper begleitet uns überallhin. Wir können ihm nicht entfliehen. Wie können wir mit dieser Auslieferung umgehen lernen?

Weil der Krebs »uns hat«, fühlen wir uns gegenüber der befallenen Körperstelle hilflos und ohnmächtig. Lassen wir uns jedoch von ihr ablenken, können wir sie nicht positiv beeinflussen. Machen Sie die Probe aufs Exempel und fühlen Sie sich für einen Moment in eine negative Beziehung hinein. Wenn Sie ausweichen, nicht offen sind, um wahrzunehmen, was sich zwischen Ihnen und dem Konfliktpartner abspielt, wird sich Ihr Angespanntsein und Ihr Unbehagen noch verstärken. Sobald Sie sich jedoch den Konflikt ein- und zugestehen, wird er fassbarer. Ähnlich kann es mit Ihrer Krankheit sein: Wenn Sie sie annehmen lernen, besteht die Chance, sie positiv zu beeinflussen.

Wie können Sie sich nun selbst helfen, um das Gefühl des Ausgeliefertseins zu überwinden?

Denken wir an unsere Vergänglichkeit und die Vielschichtigkeit unseres Seins. Im Zustand einer fortschreitenden Krankheit müssen wir uns selbst helfen und dürfen wir uns nicht mit pessimistischen Gedanken lähmen. Anstatt den lädierten Körper, vor allem den betroffenen Teil, aus Angst und Auflehnung zu meiden, können Sie sich fragen, was Sie Wohltuendes für sich tun können, zum Beispiel:

• Welche Personen könnten mir jetzt wohltun, welche sollte ich jetzt besser meiden?
• Wie empfinde ich für den entgleisten Körper? Verhalte ich mich ausweichend oder fürsorglich pflegend?

Zum Thema des Ausgeliefertseins können Sie sich einprä-

gen: Geben Sie sich Zuwendung und Ermunterung! Pflegen Sie sich selbst mit einem liebevollen Empfinden für Ihren gesamten Organismus. Die folgende Übung kann dabei wirksam helfen.

➤ **Nähere Anleitungen zu den Übungen finden Sie auf Seite 223.**

Ich bin gelöst und innerlich entspannt …
Ich fühle mich in der wohligen Wärme meines Körpers
  geborgen …
Die Gelöstheit und Wärme lassen in mir Zuversicht
  aufkommen …
Ich fühle für meinen Körper trotz der momentanen
  Situation Zuneigung und Fürsorge …
Ich lerne ihn fürsorglicher zu pflegen …
Was kann ich für ihn tun, das ihm Linderung und
  Entlastung vermitteln könnte?
Zuwendende Gedanken ermöglichen mir in allen
  Belangen mehr handeln zu können …

Ich fühle mich wegen meines eigenverantwortlichen
  Verhaltens immer zuversichtlicher …
Ich kann mir auf allen Ebenen selbst helfen …
Wer ermuntert und stärkt mich zusätzlich?
Kann ich solche Kontakte noch fördern?
In mir wachsen Zuversicht und Vertrauen in meine
  Selbsthilfe …

Ich werde offener für heilsame Impulse ...
Selbsthilfe stimmt mich unabhängig und frei ...
Ich fühle mich innerlich allmählich stärker werden ...

Ich lerne, mich auszudrücken, wenn es mir schlecht geht

Wie können wir lernen, den seelischen Schmerz auszudrücken, ihn zuzulassen und uns davon zu befreien? Schon als Kind wurde uns gelehrt, dass wir »die Zähne zusammenbeißen« sollen. »Gefühlsduselig« oder selbstmitleidig zu sein, war und ist nicht gefragt. Wie wir uns selbst helfen müssten, wenn es uns körperlich oder seelisch schlecht geht, hat man uns nicht beigebracht. Krebspatienten tendieren noch mehr dazu, als es in unserer Kultur üblich ist, über allem zu stehen, um sich den eigenen Schmerz nicht eingestehen zu müssen.

In den Interviews, die ich in meiner psychoonkologischen Forschung durchgeführt habe, haben sämtliche Krebspatienten zuerst beteuert, dass es ihnen bis zur Diagnose gut ergangen ist. Die meisten fassten während des Gesprächs Vertrauen und konnten dann formulieren, wie bedrückt und niedergeschlagen sie seit langem seien. Sie zeigten dabei aber keinen nonverbalen Ausdruck wie zum Beispiel Weinen. Einerseits aus der Angst, sich im Schmerz zu verlieren, andererseits aus der Angst, anderen damit zu viel zuzumuten. Sie wollten ihre Angehörigen nicht zusätzlich oder unnötig belasten. Sie wollten ihre Umgebung schonen und pflegeleicht sein. Der gestaute Schmerz bohrt sich jedoch ein. Er nagt an und in uns und vergrößert die Kluft zur Außenwelt.

Praktische Hinweise

Wenn Sie lernen möchten, sich stärker mitteilen zu können, so hilft Folgendes: Stellen Sie sich vor, dass ein lieber Freund in der gleichen seelischen Not steckt wie Sie, und fühlen Sie sich in diese Situation ein. Wenden Sie sich ihm liebevoll und ermunternd zu? Schließen Sie ihn in die Arme? Überlegen Sie sich, was ihm guttun könnte? Falls ja, dann sollten Sie mit sich selbst ebenso umgehen. Sie könnten sinngemäß die folgende Zwiesprache mit sich halten: »Es ist natürlich, dass ich in meiner momentanen Situation traurig bin. Ich muss mir jedoch Zeit lassen, mich von meiner seelischen Erschütterung und den körperlichen Strapazen zu erholen. Wie kann ich jedoch meinen Schmerz ausdrücken? Können mir die Natur, Musik, Kreativität dabei helfen? Gibt es einen Menschen, bei dem ich mich anlehnen könnte, ohne mich erklären, ohne sprechen zu müssen, wenn ich nicht mag? Ich spüre, dass das Auseinandersetzen mit meinem seelischen Schmerzzustand die Voraussetzung ist, mein momentanes seelisches Leiden wieder abzubauen. Gehe ich darauf ein, wird Lösung und Entspannung möglich.«

Ich möchte Sie an dieser Stelle auch nochmals an einen

medizinischen Aspekt erinnern, den das Unterdrücken von Schmerz bewirkt, an die Tatsache, dass das Immunsystem durch innere Anspannung geschwächt und die Krankheit begünstigt wird.

Zum Thema seelischer Schmerzausdruck können Sie sich einprägen: den Schmerz akzeptieren; Verständnis für Ihre Situation aufbringen; Wohlwollen und liebevolles Bemühen Ihnen selbst gegenüber hegen; sich einfühlsamen Menschen zuwenden. Auch die folgende Übung kann hilfreich sein.

Ich fühle mich locker und innerlich entspannt ...
In meinem Körper steigt eine wohltuende Wärme
*   auf ...*
Sie dehnt sich aus und löst mich mehr und mehr ...
Wohligkeit durchströmt mich auf allen Seinsebenen ...
Ich kann meine Trauer zulassen, weil sie natürlich und
*   selbstverständlich ist ...*
Ich lasse mir Zeit, mich von meiner Erschütterung zu
*   erholen ...*
Wie kann ich mich ausdrücken, mich aus meiner
*   Dunkelheit lösen?*
(Musik, Natur, Spaziergang, kreatives Handeln etc.)
Ich finde einen Weg, mich trotz meines Zustandes
*   innerlich zu befreien, um danach neue Kraft zu*
*   schöpfen ...*

Brauche ich als Voraussetzung eine Aussprache?
Wer kann sich in mich einfühlen und behutsam auf
mich eingehen, ohne mich zu verletzen?
Es ist meine Pflicht mir gegenüber, das Schwere
auszudrücken ...
Ich spüre, wie das Ausdrücken meinen seelischen
Schmerz lindert ...
Ich fühle mich stärker werden und zuversichtlicher ...

Ich bin offen dafür, die Chance der Konfrontation zu ergreifen

In der Not positive Seiten zu erkennen, ist sehr schwierig. Jedenfalls setzt sie Offenheit und innere Distanz zum Augenblick voraus. Meistens scheitert das Relativieren jedoch daran, dass es uns nicht gelingt, langfristig statt momentbezogen zu denken. Denken wir an das physikalische Gesetz der Polarität, fragt man sich, ob überhaupt etwas existiert, was nicht auch positive Aspekte birgt. Stellt sich nicht oft im Nachhinein etwas als positiv heraus, von dem wir zunächst nur die negativen Seiten gesehen haben? Wir erleben die Schicksalsschläge in ihrer Aktualität häufig nur als negativ und laufen dabei Gefahr, die Chance zur Reifung zu verpassen. Denn jedes Ereignis, jede Veränderung, die gegen unseren Willen eintrifft, birgt auch die Möglichkeit zum Neuanfang. Jeder Neubeginn ist jedoch schwer, weil wir durch die Macht der Gewohnheit aus der Bahn geworfen werden. Oft lehnen wir uns dann auf und bleiben im Hadern stecken. Es fehlt uns an innerer Distanz, langfristig zu denken. Wir überlegen uns dann nicht, dass wir Zeit brauchen, um uns von einer Leidenszeit zu erholen und es auch möglich ist, sich später wieder aufzufangen.

Wir dürfen nicht erwarten, bei einer Konfrontation gleich deren Sinn zu verstehen. Wir können jedoch darauf vertrauen lernen, obwohl dies schwierig ist, dass sich der Sinn zeigen wird. Wenn ich Menschen begleite, erlebe ich immer wieder, dass sie sich durch eine schwere körperliche Krankheit bewusst geworden sind, wie sehr sie sich von sich selbst entfremdet hatten und nur durch die Krankheit wieder zu sich selbst zurückgefunden haben. Viele genesen nicht nur körperlich, sondern auch seelisch, weil sie den Weg zur Wiederherstellung ihres Gleichgewichts gegangen sind.

Viele (noch) Gesunde leben, ohne sich dessen bewusst zu sein, ohne Bezug zu sich selbst. Stellen Sie sich die Situation vor, wenn Sie morgens aufwachen: Wo sind Sie mit Ihren ersten Gedanken? Wenn Sie die ersten Stunden des angebrochenen Tages ohne Bewusstheit über sich verbringen, laufen Sie Gefahr, sich immer mehr von Ihren persönlichen Zielen zu entfernen. Sie machen sich zum Sklaven von Fremdbestimmung. Es kommt dann oft zur Spiralbewegung, die immer weiter von uns wegführt, bis der betäubende Wirbel durch eine Krankheit wie Krebs unterbrochen wird. Einerseits werden wir uns selbst entfremdet, andererseits entsteht aber manchmal auch eine Kluft zwischen Partnern, weil man sich auseinandergelebt oder gewohnheitsmäßig nebeneinanderhergelebt hat.

Was können Sie tun, um die Situation zu ändern?

Viele denken, eine Krebskrankheit sei nur mit Glück zu überstehen. Ist es wirklich nur Glück, wenn Ihnen dies geschieht? Was kann zum Beispiel geschehen, wenn Sie Ihre krank machende Lebensweise nicht fortsetzen? Wie wird Ihr Organismus reagieren, wenn er wieder ins Gleichgewicht gebracht wird? Sich zu konfrontieren heißt auch, die eigene Lebenssituation intensiv zu überdenken. Ziehen Sie ehrlich Bilanz, um zu spüren, ob und wie Sie innerlich entgleist sind. Haben Sie sich vielleicht zu wenig gefragt, wonach Ihre verschiedenen Seinsebenen – Körper, Geist und Psyche – verlangen bzw. ob Sie einseitig gelebt haben? Haben Sie sie überfordert oder nicht zugelassen? Gehören Sie zu jenen, die sich treiben lassen, die zu wenig eigenverantwortlich sind und gleichzeitig darauf warten, bis andere ihnen ihr Glück in den Schoß legen?

Beides, das Sichtreibenlassen oder die permanente Überforderung verhindert meist, dass die eigene Person bewusst wahrgenommen und entwickelt wird. Eine Krebserkrankung, die uns der gewohnten Kontrolle und Führung entreißt, kann zu wacherem Bewusstsein aufrütteln. Viele ergreifen jedoch auch im Augenblick der Erkrankung ihre Chance zur Umkehr nicht. Einige sind zwar kurzfristig erschüttert, fallen aber danach in ihre gewohnten, krank machenden Muster zurück. Geschieht dies, weil es zu anstrengend, oft mühsam ist, sich neu zu orientieren, eventuell einen Berufs-, Stellenwechsel oder den Abbruch einer Beziehung auf sich zu nehmen?

Zum Thema Konfrontation können Sie sich einprägen: generell Bilanz ziehen über sich selbst, das eigene Leben überdenken, bereit sein zur Neuorientierung, sich die verbleibende Zeit nicht fremdbestimmen lassen. Die folgende Übung unterstützt Sie dabei.

Ich fühle mich ruhig und gelassen ...
Mein Körper ist locker und wohlig warm ...
Ich fühle mich in ihm wieder geborgen und sicherer ...
Dankbarkeit erfüllt mich, dass er lebt ...
Mein verlorenes Vertrauen in ihn baut sich wieder auf,
*   indem ich mich auf ihn einlasse ...*
Ich fühle mich zunehmend zuversichtlich ...
Ich befasse mich mit allen meinen Seinsebenen ...
Ich ergreife damit auch die Chance meiner
*   Krankheit ...*
Wie führe ich meinen entwickelten Lebensstil
*   weiter?*
Hat auch er mich krank werden lassen?
Werden meine Seinsebenen Körper, Geist und Seele in
*   Harmonie gelebt?*

Werden auch mein Energieverbrauch und mein
*   Wiederauftanken in Harmonie gelebt?*
Setze ich mich mit meinen Leistungs- und Pflicht-
*   gefühlen einem zu großen Erwartungsdruck aus?*
Falls ja, wie kann ich ihn abbauen, ohne mir dabei
*   fremd zu werden?*
Will mir meine Krankheit etwas über meine
*   Lebenspartnerschaft mitteilen, mich auf etwas auf-*
*   merksam machen?*
Ich beginne heute in kleinen, realistischen Schritten,
*   meine Situation zu verbessern ...*
Ich vertraue meiner Selbstdisziplin ...
Meine Offenheit, meine wachsende Bewusstheit und
*   meine Eigenverantwortung machen mich stärker ...*
Ich fühle mich zunehmend sicherer und freier ...
Ich freue mich auf mein intensiveres Leben ...

Zu tapfer sein wollen, verschlimmert alles

Krebspatienten tendieren oft zu einem auffallenden Tapferkeitsanspruch. Sie sind stets bestrebt, ihre Umgebung zu
schonen. Oft erleben sie sich als Zumutung, wenn es zum
Beispiel darum geht, von jemandem zur Bestrahlung oder
Chemotherapie begleitet zu werden. Frage ich diese Patientin, wie es wäre, wenn ein geliebtes Du an ihrer Stelle
stünde, halten sie es hingegen für selbstverständlich, dass
sie die Begleitung anbieten. Viele halten auch daran fest,

ihren Verpflichtungen unverändert nachzugehen, obwohl sie von den medizinischen Behandlungen entkräftet sind. Sie sind sich nicht bewusst oder nehmen es zu wenig wichtig, dass sie damit den Krankheitsverlauf negativ beeinflussen. Trotz größter Schmerzen oder Übelkeit gehen sie der gewohnten Arbeit nach. Mit diesem zu hohen, falschen Anspruch schaden sie jedoch ihrem Körper. Meist kommt auch seelischer Schmerz hinzu, der von den Betroffenen heruntergewürgt wird, was den gesamten Organismus zusätzlich verspannt und das Immunsystem schwächt.

Wie Sie mit Tapferkeit heilsam umgehen

Der Tapferkeitsanspruch ist einerseits persönlichkeits-, andererseits auch gesellschaftsbedingt. Das Eingestehen, krebskrank zu sein, hat trotz Medienengagement vielerorts immer noch etwas Stigmatisierendes. Solange die Krankheit verheimlicht werden kann, gehört jeder zu den »Normalen«, den Gesunden. Als Krebsbetroffener sollten Sie sich deshalb fragen, ob Sie mit Ihrer Tapferkeit Ihre Umgebung nicht davon abhalten, Hilfe anzubieten. Falls Sie sich von Ihrer Umgebung nicht verstanden und vernachlässigt fühlen, müssen Sie auch nach Ihrem Anteil daran fragen. Falls Sie *sich* als Zumutung erleben, könnten Sie sich fragen, ob Sie eigentlich Ihre Krankheit als Zumutung erleben. Auch wenn Sie traurige, verständnislose Reaktionen eingesteckt haben sollten, berechtigt dies nicht zur Verallgemeinerung.

Wenn Sie etwas gegen Ihren krank machenden Tapferkeitsanspruch unternehmen wollen, fragen Sie sich:

- Ist meine Tapferkeit realistisch? Wo finde ich einen Maßstab? Falls die Antwort schwer fällt: Wie würde ich über
jemanden denken, der sich in meiner Situation genauso
verhält wie ich? Würde ich ihn veranlassen, sich mehr
Zuwendung zu suchen, mehr für sich zu fordern?
- Bin ich mir der Konsequenzen für meinen Organismus
genügend bewusst, wenn ich Verzweiflung, Schmerz,
Einsamkeit und Bedürfnisse unterdrücke?
- Warum brauche ich das Darüberstehen in diesem Ausmaß? Verleiht es mir und der Umgebung die Illusion, ich
sei gesund, weil ich funktionieren kann?
- Dränge ich auch meine Angehörigen in ein Rollenspiel,
wenn ich unnahbar bin?

*Zum Thema falscher Tapferkeitsanspruch können Sie sich
einprägen:* mehr Wohlwollen mir selbst gegenüber; mehr
Großzügigkeit mir selbst gegenüber; mehr Verständnis für
mich selbst; mehr Bedürfnis nach Zuwendung äußern. Dabei hilft die folgende Übung..

*Es gelingt mir, mehr und mehr loszulassen ...
Ich werde immer schwerer ... Ich fühle mich mehr
und mehr gelöst ...
Mein Körper ist wohlig locker und angenehm
warm ...*

Es gelingt mir, mich innerlich immer mehr zu lösen …

Ich darf nicht, ich muss mir Zeit lassen …

Ich gebe mich hin, um aufzutanken …

*Ich brauche keine Beschwerden, um mich entspannen
zu dürfen …*

*Was würde ich für einen geliebten Menschen
unternehmen, der im gleichen Ausmaß wie ich
den Anspruch an sich stellt, über allem stehen
zu müssen?*

*Ich erkenne, dass mein zu hoher Anspruch an mich
weder für mich selbst noch für meine Umgebung
örderlich ist …*

*Ich vergegenwärtige mir, dass die Natur eine Ruhezeit
braucht, um wieder erblühen zu können …*

Auch ich bin Natur, auch ich brauche Ruhezeit …

*Ein geschwächter Organismus, der rücksichtslos weiter
gefordert wird, kann sich nicht regenerieren …*

*Was bewirke ich in der Beziehung zu meinen
Angehörigen, wenn ich eine falsche Tapferkeit
lebe?*

*Führe ich sie vielleicht in die Irre, weil sie annehmen,
dass ich nicht hilfebedürftig bin?*

*Brauche ich das Über-den-Dingen-Stehen, weil ich
Angst habe, zu fallen, Angst, mich nicht auffangen
zu können, wenn ich loslasse?*

Habe ich grundsätzlich Angst, »es« nicht zu schaffen?

*Sollte ich mich wegen dieser Angst an jemanden
wenden?*

Ich bin künftig verständnisvoller, nachsichtiger,
großzügiger zu mir selbst ...
Ich lasse mein Bedürfnis nach Zuwendung vermehrt
zu ...
Ich spüre, wie ich mich durch das Loslassen allmählich
stärker fühle ...
Ich bin wohlwollender zu mir selbst ...

Ich lerne, für mich Initiativen zu ergreifen

Wer hat als Kind gelernt, sich bewusst um das eigene Befinden zu kümmern? Selbst als Erwachsene benötigen die meisten jemanden, der mit ihnen Freizeit, speziell Unterhaltsames teilt. Warum nicht einmal sich selbst als angenehmen Begleiter erleben? Woher kommt diese Abhängigkeit oder Unselbstständigkeit, wenn es ums Auftanken geht? Ist uns nicht beigebracht worden, dass wir nicht eigensüchtig werden dürfen? Es wird generell nicht oder zu wenig danach gefragt, wie es um eine gesunde Sorge des Einzelnen für sich selbst steht.

Krebskranke neigen ganz besonders dazu, vor allem andere zu umsorgen. Sie vergessen dabei die regelmäßige Erholung und das eigene Auftanken. Ihre Fürsorge und ihr Verantwortungsgefühl nehmen dabei eine Form der Überfürsorglichkeit an. Eine Folge davon ist chronische Überforderung.

Herausfinden, was guttut

Wenn ein Körper dermaßen entgleist, dass er mit einer Krebserkrankung rebellieren muss, kann dies auch ein Signal für ein vernachlässigtes Ich sein. Die meisten realisieren jedoch auch bei einer Erkrankung noch nicht, dass sie für *sich* aktiv werden müssten. Sie warten mehr oder weniger bewusst darauf, dass andere es für sie tun, denn es ist für sie fremd und ungewohnt, an eigene Bedürfnisse zu denken. Was der Organismus braucht, um sich wohl zu fühlen, kann aber jeder Einzelne am besten selbst erfühlen und beurteilen. Was für den einen erholsam ist, muss es nicht unbedingt für einen anderen sein.

Wenn Sie damit beginnen wollen, Initiativen für *sich selbst* zu ergreifen, so fragen Sie sich:

- Gibt es etwas, wonach mir ist, das mir fehlt, das ich aber bis jetzt nicht angegangen bin? (Regenerationsphasen wie Ferien sind wichtig, doch geht es bei der eben gestellten Frage vor allem um das *tägliche* Erholen und Auftanken.)
- Was könnte mir täglich guttun und mich auftanken lassen?
- Wie kann ich das umsetzen? (Falls Sie dabei auf äußerliche Hilfe angewiesen sind, sollten Sie diese beanspruchen. Hilfe steht Ihnen zu!)

Zum Thema Initiativen begreifen können Sie sich einprägen: nicht auf Initiativen von außen warten; falschen Stolz ablegen; »es« mir wert sein, konkrete Initiativen für mich zu ergreifen.

An dieser Stelle möchte ich Sie darauf aufmerksam machen, dass besonders Musik für das Auftanken wichtig ist. John Diamond, Arzt für Psychiatrie und Präventivmedizin, hat 25 Jahre lang den Bezug zwischen Musik und Gesundheit erforscht. Als Lebensenergiespender hat er klassische und Unterhaltungsmusik bezeichnet – im Gegensatz zu Hard Rock, der den Todestrieb aktiviere. Spüren Sie für sich selbst nach, bei welcher intensiv gehörten Musik Sie sich gelöster und lebensfreudiger fühlen. Sich der Musik zu öffnen, hat außerdem noch einen besonderen Vorteil: Manch andere Entspannungstechnik, mit der Sie vielleicht jetzt gern aktiv werden möchten, lässt sich in Ihrem momentan geschwächten Zustand möglicherweise nur schwer realisieren. Musik jedoch können Sie passiv, im Ruhezustand auf sich einwirken lassen und sich dabei erholen. Und die folgende Übung unterstützt Sie dabei, Initiativen für sich selbst zu ergreifen.

Ich bin bereit, zu entspannen und loszulassen ...
Mein Körper fühlt sich schwer und locker an ...
Er ist wohlig warm ...
Ich fühle mich in ihm geborgen ...
Ich spüre mich in meiner Ganzheit intensiver ...
Welche Initiativen ergreife ich regelmäßig für mich?
Warte ich, bis es meine Umgebung für mich tut?

*Entbehrt mein Körper etwas, was ich ihm vermitteln
sollte?*

Erhält meine Psyche genügend Zuwendung von mir?

*Wie kann ich durch eigene Initiativen täglich intensiver
auftanken?*

*Ich bin es nicht nur wert, es ist meine Pflicht, mich täg-
lich um mich selbst zu kümmern ...*

*Ich gehe auf meine Bedürfnisse so ein, wie ich es auch
bei einem geliebten Menschen tun würde ...*

*Ich lasse meine Wünsche zu, wie ich sie bei einem gelieb-
ten Menschen erspüren würde ...*

*Ich verwöhne mich, um mir zu neuer Lebensenergie zu
verhelfen ...*

*Ich beeinflusse durch Zuwendung mir selbst gegenüber
meinen Krankheitsverlauf positiv ...*

Wie ich mich neu orientieren kann

Neu orientieren können setzt voraus, dass der Schmerz
zugelassen und gezielt Erholung gesucht wird. Zunächst
sollte der Schmerz ausgedrückt werden, um Befreiung davon zu erfahren. Gleichzeitig beginnt die Suche nach Wohltuendem und Erholsamem. Suchen Sie Verständnis nicht
im Außen. Bringen Sie sich selbst Verständnis und Geduld
entgegen, was Schmerzen, Zeit zur Heilung und Ihre Leis-
tungsfähigkeit betrifft. Falls Ihnen dies ungewohnt und
fremd ist, fragen Sie sich, damit es Ihnen leichter fällt, was

Sie jemand anderem in Ihrer Situation raten würden. Nehmen Sie sich vor, dass Sie sich erst dann neue Ziele setzen, wenn Sie sich wieder kräftiger fühlen, denn in der Erschöpfung trauen sich alle zu wenig zu und beurteilen Künftiges meist pessimistischer, als es wirklich ist. Richten Sie den Sinn Ihres Lebens nicht nur auf einen einzigen Menschen oder Inhalt. Denn fällt dieser Halt weg, glauben Sie sonst, Ihre Situation sei hoffnungslos geworden. Eine einseitige Fixierung auf eine Person, eine Idee oder eine Tätigkeit birgt stets die Gefahr der Leere und der Ohnmacht in sich, wenn diese Stütze wegfällt.

Sie mögen sich nun vielleicht fragen, warum ich diese einseitige Lebensgestaltung dermaßen gewichte. Dies hat mit der Psychogenese zu tun. Ich habe bereits erwähnt, dass es vielen Krebspatienten vor ihrer Erkrankung nicht gelungen ist, sich nach einem Verlust wieder Richtung Leben zu orientieren. Das kann sogar so weit gehen, dass im Unbewussten die Angst vor dem Weiterleben größer ist als die Angst vor dem Sterben.

Können Sie sich nun neu orientieren?

Beim konkreten Vorgehen geht es um zwei Betrachtungsweisen: Erstens um Prophylaxe, die jeden angeht. Es wäre von Vorteil, wenn wir uns alle die Möglichkeit eines dramatischen Verlustes öfter vergegenwärtigen würden und dabei lernen, so ruhig wie irgend möglich zu bleiben. Es gelingt uns eher, gelassen oder sachlich zu reagieren, wenn wir nicht überrumpelt werden. Das mentale Vorbereiten hilft, innere Distanz zu schaffen.

Wenn Sie beispielsweise von der Angst geplagt werden, Ihre Stelle zu verlieren, dann kann die Frage, was schlimmstenfalls eintreffen würde, dabei helfen, die richtigen Maßnahmen zu ergreifen.

Zweitens geht es beim Neuorientieren darum, nicht zu fliehen, wenn ein Verlust eingetreten ist. Jeder muss sich selbst immer wieder stärken, sich in Geduld zu üben, wenn der Schmerz intensiv ist und lange dauert. Das Gegenteil – nämlich in Verdrängung und Ablenkungsmanöver zu fliehen – kann im Augenblick bequemer sein, schadet aber langfristig betrachtet nur. Denn der geschluckte, unterschwellige Schmerz bewirkt Verspannung und schwächt das Immunsystem.

Auftanken und Neuorientieren sind individuelle Angelegenheiten. Es ist schwieriger, das Gefühl des Verlustes zuzulassen, als sich abzulenken. Abgewehrter Schmerz jedoch wird ins Unbewusste gedrängt, wo er weiter vor sich hin schwelt. Wenn aber Schmerz und Verzweiflung ausgedrückt werden können, entsteht Raum für Neues. Wer sich ein Ende eingesteht, öffnet sich gleichzeitig für den Neuanfang. Denken Sie an das Beispiel der gescheiterten Ehe: Wer heiratet, stellt sich auf ein gemeinsames Leben ein. Missglückt die Partnerschaft, kann das Auseinandergehen zur Chance für beide werden, während sinnloses Ausharren verpasste Zeit ist.

Wenn wir im Alltag an weniger drastischen Beispielen

Neuorientierung üben, wird es uns in kritischen Situationen eher gelingen weiterzuleben, statt lediglich zu funktionieren.

Zum Thema Neuorientierung können Sie sich einprägen: Verlust wahrnehmen, eingestehen und zulassen; den Schmerz darüber ausdrücken; sich Zeit für das Abklingen der seelischen Verletzung und für die Erholung einräumen; in depressiver Stimmung nie Entscheidungen treffen wollen; sich erst neu orientieren, wenn Sie sich kräftiger fühlen. Stärken Sie sich auch mit der folgenden Übung.

Ich bin ganz ruhig und entspannt, innerlich gelöst …
Mein Körper ist schwer und locker …
Ich fühle mich in ihm geborgen …
Neue Zuversicht steigt in mir auf …
Das Vertrauen in mich wächst, dass ich mich im jetzigen
    Zustand wieder auffangen kann …
Ich lasse meine momentane Erschöpfung zu …
Gleichzeitig frage ich, was mir zu neuer Energie
    verhelfen kann …
Ich orientiere mich dann neu, wenn ich wieder
    zuversichtlich fühlen kann …
Ich fühle mich durch meine Eigeninitiative wieder
    stärker …

Wenn Sie mit dieser Übung trainiert haben und sich wieder gestärkter fühlen, können Sie in der Entspannung die folgenden Fragen an sich stellen:

- Hat mich vor der Krankheit etwas aus der Bahn geworfen?
- Falls etwas anders eingetroffen ist, als ich es mir vorgestellt und gewünscht habe, was vermittelt mir jetzt Sinnerfüllung?
- Wie kann ich den Inhalt dieser Sinnerfüllung verwirklichen?
- Welche Initiativen ergreife ich konkret?
- Brauche ich jemanden dazu?

Ich fühle mich mit meiner Krankheit nicht ernst genommen

»Ich fühle mich isoliert, allein und nicht ernst genommen. Keiner fragt nach mir. Ich habe gesagt, dass ich sie brauche. Wenn ich nicht schlecht aussehe, glaubt keiner, dass es mir schlecht geht. Sie glauben nur, was sie sehen. Dadurch fällt es mir schwer, mich weiterhin positiv auszurichten, wie ich es bis dahin gekonnt habe. Unverstandensein und Missverstandenwerden bringen meine positive Haltung ins Wanken.« Dies sind die bitteren Worte eines Menschen, der mit seiner Krankheit allein ist.

Viele Kranke sehen blühend aus, obwohl der Körper schwach ist. Manchmal sind es Medikamente, die dies be-

wirken. Es ist üblich, aufgrund eines oberflächlichen An-
blicks Schlüsse zu ziehen, anstatt nach dem eigentlichen
Befinden zu fragen. Dies kann verschiedene Gründe haben: Zum einen kann man sich täuschen lassen, mit dem
unbewussten Wunsch, sich nicht mit Leid auseinandersetzen zu müssen. Zum anderen kann der Kranke dies auch
selber mitverursachen, wie ich es bereits im Zusammenhang mit übertriebener Tapferkeit erwähnt habe. Er will
dermaßen über seinem Schmerz und seiner Verzweiflung
stehen, dass er sich angestrengt bemüht, gesund zu erscheinen. Einerseits erleichtert es ihn, wenn es ihm gelingt, die
Umgebung zu täuschen und äußerlich in der Welt der Gesunden zu bleiben. Andererseits ist er empört, wenn nicht
nach seinem Befinden gefragt wird. Eine weitere Ursache
kann allerdings auch Lieblosigkeit und Teilnahmslosigkeit
der Umwelt sein.

Was können Sie tun, wenn Sie sich in Ihrer Krankheit nicht ernst genommen fühlen?

Lassen Sie sich nicht irritieren! Lassen Sie Wutgefühle
über das Verlassen- (Verlust) und Vernachlässigtwerden
(Vernachlässigung) zu, doch richten Sie sie nicht gegen
sich selbst. Jetzt ist es besonders wichtig, Initiativen für
sich selbst zu ergreifen. Wenn Sie sich für aktive Initiativen zu schwach fühlen, dann reden Sie sich wenigstens
selbst liebevoll zu, anstatt zu hadern oder auf Zuwendung
von außen zu warten. Falls Sie nach außen ein irreführen-

des Bild von sich selbst verursacht haben, vermeiden Sie Selbstvorwürfe. Das Täuschen der Umwelt war ein hilfloser Selbstschutz, um zu jenem Zeitpunkt überleben zu können. Überlegen Sie, wer einfühlsam auf Sie eingehen könnte. Falls Sie in Ihrem gewohnten Kreis niemanden finden, wenden Sie sich an eine Fachperson.

Zum Thema Krankheit und Sich-nicht-ernst-genommen-Fühlen können Sie sich einprägen: zu sich selbst stehen; Verständnis für sich selbst haben; Initiativen für sich selbst ergreifen; sich an die Krebshilfe und/oder eine Fachperson wenden. Die folgende Übung gibt weitere Aufschlüsse.

Ich bin ganz ruhig und innerlich gelöst ...
Wohlige Wärme durchströmt meinen Körper ...
Meine Lockerheit vermittelt auch Geborgenheit ...
Habe ich mir das Image der/des Starken selbst
*   verursacht?*
Wie kann ich mich von meiner Enttäuschung
*   befreien?*
An wen könnte ich mich jetzt wenden?
Wenn ich meine Traurigkeit darüber zulasse, dass ich
*   im Stich gelassen werde, schmerzt das sehr, doch*
*   es entspannt mich auch ...*
Ich fühle mich wieder sicherer, stärker und von mir
*   selbst getragen ...*

Schuldgefühle und Bestrafungsfragen als hilflose Ablenkung

»Ich habe mich während meines ganzen Lebens bemüht, anständig und gut zu leben. Was habe ich doch Schlechtes getan, dass ich mit dieser Krankheit konfrontiert werde?« Viele Patienten drücken diese Verzweiflung auch mit der Frage aus: »Warum gerade ich?« In beiden Situationen geht es darum, dass der Betroffene seine Situation, seinen Zustand nicht fassen und nur schwer akzeptieren kann. Schuldgefühle, Bestrafungs- und Gerechtigkeitsfragen, Anklage und Selbstverurteilung sind oft hilflose Ablenkmanöver vor der Unerklärlichkeit des Schicksals. Das Ohnmachtsgefühl wird überlagert durch eine vordergründige Anklage oder Schuldzuweisung.

Ein Beispiel dafür ist, den Arzt zu beschuldigen, er habe den richtigen Zeitpunkt für das Eingreifen verpasst. Aggression und Auflehnung gegen den Zerstörungsprozess sind verständlich. Wenn wir betroffen sind, müssen wir uns jedoch nüchtern fragen, was wir für oder gegen uns bewirken, wenn wir uns in Anklage und Schuldzuweisung hineinsteigern. Alle, die ich bis jetzt in solch negativer Atmosphäre begleitet habe, steckten in verkrampfter Bitterkeit und wurden dadurch nur noch weiter geschwächt. Schwerst erkrankt sind wir so geschwächt und überfordert, dass wir eine zusätzliche Belastung jedoch verhindern sollten. Der Krankheitszustand ist des Betroffenen schreckliche Realität.

Was können Sie dagegen tun? Wenn Sie sich selbst geduldig zureden und Verständnis für Ihre Situation aufbringen, mildern Sie auch die Verlustgefühle. Dadurch können Sie allmählich entspannter werden und kommen eher wieder in die Lage zu relativieren. Durch das Hineinsteigern hingegen wird die Angelegenheit unnötig verstärkt. Hat bei Ihnen ein Anklagender oder Schuldzuweisender jemals den Eindruck erweckt, er fühle sich dadurch wohler? Die minimale Genugtuung, »es« sich nicht stumm gefallen zu lassen, lohnt sich im Vergleich zur negativen Gestimmtheit nicht.

Was können Sie gegen Schuldgefühle und Bestrafungsfragen unternehmen?

Was ändert sich an einer Situation, wenn wir nach einer Antwort auf ausgleichende Gerechtigkeit suchen? Es handelt sich um ein ähnliches Dilemma wie die der Sinnfrage, wenn etwas anders verläuft als vorgestellt. Die Lösung des Problems liegt im Finden innerer Distanz, im Vertrauen finden, dass »es« seinen Sinn hat, den man jetzt nicht verstehen und erfassen kann. Dies ist eine Fähigkeit, die in Zeiten, in denen es uns gut geht, geübt werden muss. Je ehrlicher ich zu mir selbst bin, je weniger ich ablenke und fliehe, desto eher gelingt mir diese innere Distanz bei schwerer Betroffenheit. Denn durch bewussten und intensiven Lebensstil lässt sich zu innerer Ruhe und der Fähigkeit des Relativierens finden. Was aber tun, wenn Sie die

Schuldfrage eben doch sehr beschäftigt? Schieben Sie jemandem die Schuld Ihres Leidens zu, dann helfen Sie sich nicht.

Nehmen wir an, dass Sie davon ausgehen, dass jahrelanges Unbehagen am Arbeitsplatz Ihre Krankheit mitverursacht habe. Sie steigern sich in Wut auf die Schuldigen und schaffen damit ein bitteres Klima in *sich* und trüben damit das Weiterleben. Sie lassen das Gefühl, etwas verpasst zu haben, aufsteigen. Was bringt Ihnen dies Positives? Sollten Sie jedoch zu denen gehören, die sich die Schuld selbst zuweisen, dann polen Sie innerlich um. Denn umgekehrt sind Sie sich bewusst, dass Sie eine geliebte, erkrankte Person auch nicht mit Beschuldigungen schwächen würden.

Linderung kann nur in wohlwollender Atmosphäre erfolgen. Wenn Sie zum Beispiel an Lungenkrebs erkrankt sind und über die Jahre hinweg ein Päckchen Zigaretten pro Tag geraucht haben, dann geht es jetzt um die Frage, was Sie Ihrer malträtierten Lunge Wohltuendes zukommen lassen können (Inhalation, Waldspaziergänge etc.) und nicht darum, sich für Ihre Rauchsucht zu beschimpfen. Die Suche nach positiven Einflüssen und nach dem Sinn des Geschehens ist jetzt ergiebiger als die Schuldfrage.

Zum Thema Schuld- und Bestrafungsfrage können Sie sich einprägen: Wut und Auflehnung ausdrücken, ohne sich noch mehr in sie hineinzusteigern, sondern um sie loszuwerden, letztlich sich davon zu befreien; sich auf kons-

truktivere Themen konzentrieren; sich mildernd zureden.
Spüren Sie dazu in der folgenden Übung nach.

Ich bin ganz ruhig und locker ...
Mein Körper ist schwer und angenehm warm ...
Meine Entspannung vertieft sich mehr und
mehr ...
Ich gestehe mir meine Auflehnung ein ...
Ich verstehe sie, doch sie verhindert Entspannung und
Heilungseinfluss ...
Das Verständnis für mich, statt zu hadern, öffnet mich
allmählich dafür, Ruhe zuzulassen ...
Mein ganzer Körper ist entspannt und locker ...
Meine Ruhe dehnt sich in mir aus ...
Was würde ich antworten, wenn mich jemand anderes
nach ausgleichender Gerechtigkeit fragt?
Was würde ich auf die Frage eines anderen nach
Schuld entgegnen?
Ich akzeptiere, dass es Schicksalsfragen gibt, welche
offen bleiben ...
Viele sind diesen Fragen ausgeliefert und bleiben ohne
Antwort ...
Ich versuche, weniger Schuldgefühle, Bestrafungs-
oder Gerechtigkeitsfragen aufkommen zu lassen,
weil sie mich unnötig aufwühlen ...
Ich rede mir liebevoll zu, wenn es mich wieder
überfallen sollte ...

*Ich bin bereit, mich vermehrt auf Heilsames zu
   konzentrieren ...
Ich fühle mich freier, offener und sicherer werden ...
Ich bin in mir geborgen ...*

Seelischer Anteil meiner Krankheit

Sich mit den möglicherweise psychogenen Anteilen der
Krebserkrankung zu befassen, setzt voraus, dass Sie sich
zutrauen, Unstimmigkeiten anzupacken. Oft geht es nur
darum, die Einstellung zu einem längst erlebten, doch (ge-
schluckt und) verdrängten Ereignis zu ändern. Viele Untersuchungen bestätigen, dass sich spezifische Persönlichkeitszüge, Charaktereigenschaften und Verhaltensweisen
auffallend oft wiederholen. Es lohnt sich, diese kritisch zu
betrachten.

Es darf aber nicht geschehen, dass Sie aus einer pessimistischen Stimmung heraus sich selbst entmutigen, weil
Sie so viele Eigenheiten von sich gespiegelt sehen. Sich mit
ihnen einzulassen, setzt eine gewisse innere Distanz voraus.

Was kann ich tun, um den seelischen Anteilen
der Erkrankung auf die Spur zu kommen?

Nur der Betroffene selbst kann wissen, mit welchen Begebenheiten seines vergangenen und momentanen Lebens er

sich beschäftigen muss, um einerseits auf ein Fortschreiten der Krankheit einzuwirken und andererseits, um zu einer besseren Lebensqualität zu finden als bisher. Ob jemand es allein schafft, ehrlich mit sich zu sein, oder ob er einen Menschen zur sachlichen Mithilfe herbeiziehen muss, entscheidet jeder selbst.

Wie können Sie mit dem Erkennen seelischer Anteile Ihres Leidens fruchtbar und sinnvoll umgehen? Wenn Sie sich aus einem Gefühl der Bedrohung damit beschäftigen, ist dies keine förderliche Motivation. Positive und negative Lernmotivation haben wir alle in der Kindheit erfahren: Wenn wir ermunternd korrigiert wurden, hat dies Lerneifer geweckt. Wurde an uns genörgelt, verging uns die Lernfreudigkeit. Sich mit den seelischen Anteilen einer Krebserkrankung zu befassen, muss Ruhe und ein Gefühl der Befreiung bezwecken. Gewiss setzt meist eine Periode des Aufgewühltseins ein, doch dies ist heilsam, wenn es dosiert gehandhabt wird. Tritt keine Erleichterung ein, stimmt in der Lebensgrundhaltung etwas nicht, dann wird bewusst oder unbewusst etwas von der eigenen Ganzheit abgespalten.

Zum Thema seelischer Anteil können Sie sich einprägen: Bin ich in der richtigen, nicht aus Erschöpfung pessimistischen Grundstimmung, um mich darauf einzulassen? Fühle ich mich momentan stark genug, um mich mit diesen zusätzlichen Problemen zu befassen? Ich versuche mir zu vergegenwärtigen, dass der seelische Anteil einer von vielen anderen mitauslösenden Faktoren ist. Dieser Gedanke macht es mir leichter, mich darauf einzulassen. Die folgende Übung hilft dabei, sich einzulassen.

Ich fühle mich ganz schwer und entspannt ...
Ich fühle mich wohlig und geborgen ...
Meine Ruhe vertieft sich ...
Ich bin bereit, mich auf die Signale meiner Seele
*   einzulassen ...*
Ich bin bereit, aus meiner Krankheit zu lernen ...
Was will sie mich lehren?
Ich habe Verständnis für meine bisherige
*   Lebensführung ...*
Ich habe Verständnis dafür, doch ich arbeite bewusster
*   an ihr ...*
Ich kehre jetzt um, falls ich auf Irrwege geraten bin ...
Ich lege krank machende Verhaltensweisen ab ...
Ich spüre, dass meine Lebensqualität dadurch ge-
*   winnt ...*
Ich erkenne die Möglichkeiten, den Krankheitsverlauf
*   und die Lebensqualität positiv zu beeinflussen,*
*   indem ich mich auf die seelischen Anteile des*
*   Krebses einlasse ...*
Ich fühle mich zuversichtlicher und stärker, weil ich
*   mitsteuern kann ...*

Ich lerne, mit Ausstrahlung bewusster umzugehen

Hierbei gehe ich von zwischenmenschlichen Begegnungen und deren Wirkung aus. Nach der Begegnung mit bestimmten Personen fühlen Sie sich unternehmungslustig, lebensfroh, ermutigt, nach einem Treffen mit anderen wiederum schwer und bedrückt und Sie werden von Kopfschmerzen geplagt. Vielleicht fragen Sie sich nun, was diese Betrachtung mit Ihrem momentanen Krebsproblem zu tun hat. Ganz einfach: Je geschwächter, erschöpfter und energieloser wir sind, desto anfälliger werden wir für das, was von außen an uns herangetragen wird. Wie nehmen *Sie* auf? Überinterpretieren Sie, wenn es Ihnen schlecht geht? Lassen Sie sich durch die Reaktion Ihrer Umgebung zu schnell entmutigen oder verunsichern?

Besser umgehen mit positiver oder negativer Ausstrahlung

Je schlechter Ihr Zustand, desto sinnvoller ist es, sich Ihre Bezugsperson bewusst zu wählen. Wenn es um berufliche Kontakte geht, denen Sie nicht ausweichen können, dann lernen Sie, sich vor ihnen zu schützen. Schutz ist innere Distanz. Wenn Sie am Arbeitsplatz gezwungen sind, viel zu schlucken, versuchen Sie durch Aussprache mit einer Fachperson zu innerer Distanz zu finden. Ebenso wichtig ist es, wohltuende, ermutigende Kontakte zu fördern, allenfalls zu bewahren. Auch was nahe Angehörige betrifft, müssen Sie sich insbesondere in Ihrem Zustand der/die Nächste sein. Wenn Sie das Bedürfnis haben, allein zu sein, dann nehmen Sie sich das Recht dazu. Es ist der falsche Zeitpunkt für Skrupel, schlechtes Gewissen, höfliche Rücksichtnahme oder Schonung der anderen.

Zum Thema Ausstrahlung können Sie sich einprägen: kritischer wahrnehmen, wie Sie sich nach Begegnungen fühlen; sich vermehrt für ermutigende Ausstrahlung öffnen; sich vor negativem Einfluss schützen lernen. Dabei hilft die folgende Übung.

Ich bin ganz ruhig und innerlich gelöst ...
Ich fühle mich in meinem Körper wohl und
    geborgen ...
Ich fühle mich in ihm wieder sicherer ...
Ich erinnere mich an Menschen, die mir durch ihre
    Ausstrahlung gutgetan haben ...
Ich lerne, mich vermehrt für die Kraft positiver
    Ausstrahlung zu öffnen ...
Ich erinnere mich an Menschen, die mich entmutigt
    haben ...
Ich lerne mich vor negativer Ausstrahlung
    abzuschirmen ...
Ich gewinne an innerer Distanz ...
In Gedanken gehe ich durch den ganzen Kreis von

*Menschen, mit denen ich irgendwie in Berührung
komme ...*

Ich erkenne, wer mir guttut ...

Ich realisiere, wer mich entmutigt, mir schadet ...

*Ich vergegenwärtige mir im Alltag: Je geschwächter ich
bin, desto mehr lasse ich mich beeinflussen, im
Positiven wie im Negativen ...*

Sollte ich gewisse Kontakte ganz meiden?

*Weil ich dazu verpflichtet bin, nehme ich mir das Recht
heraus, für mich zu sorgen ...*

*Ich übernehme die Verantwortung für mein
Wohlbefinden ...*

*Welche der Kontakte, die mich stärken, kann ich
vertiefen?*

*Ich fühle mich durch lebensbejahende Ausstrahlung
gestärkt ...*

*Ich bin offen, diese Ausstrahlung aufzunehmen und auf
mich wirken zu lassen ...*

*Ich fühle mich durch meine Selbstverantwortung zuver-
sichtlicher ...*

Wohin gehöre ich jetzt?

Versetzen Sie sich stimmungsmäßig in die Zeit vor Ihrer
Erkrankung. Sei es als Mutter und Hausfrau, als berufstä-
tige, alleinstehende Frau, als Familienvater in engagiertem
Berufsleben bzw. was immer Ihre persönliche Stellung im

sozialen Alltag war. Kehren Sie gedanklich in Ihre momentane Situation zurück. Heute sind Sie krank.

In welcher Rolle fühlen Sie sich heute? Fühlen Sie sich ähnlich wie damals als Kind, als Sie den Erwachsenen ausgeliefert waren? Fühlen Sie dem Krebs gegenüber ein Ohnmachtsgefühl wie damals? Nehmen Sie vor allem Ihren entgleisten Körper wahr? Sind Sie angsterfüllt, panisch und wütend, weil er etwas mit Ihnen macht, weil er außer Ihrer Kontrolle geraten ist? Fliehen Sie in Geschäftigkeit, um nicht spüren zu müssen, wie Ihnen eigentlich zumute ist?

Wo fühle ich mich jetzt zugehörig, wo integriert?

Das Thema der Zugehörigkeit betrifft uns alle. Wenn wir krank sind, kann es jedoch den Krankheitsverlauf entscheidend beeinflussen. Beobachten Sie sich selbst hinsichtlich Ihrer Identifikation: Fragen Sie sich, in welcher Rolle Sie sich gerade fühlen. Erleben Sie sich vor allem in Ihrer Funktion und weniger als individuelle Person? Überfordern Sie sich dadurch in Ihren Pflichten und Aufgaben, um sich als stark, den Gesunden zugehörig wahrnehmen zu können?

Falls Sie schwer an Krebs erkrankt sind, empfinden Sie Ihren Körper als lebensbedrohlich? Wenn ja, empfinden Sie sich in einer Atmosphäre des Ausgeliefertseins. In einem solchen Zustand benötigen Sie die Erfahrung von Zuversicht und Zuwendung, auch durch sich selbst. Dies ist nicht selbstverständlich gegeben, vor allem jenen nicht,

die schon vor der Krankheit zu wenig bewusst gelebt haben. Sich bewusst zu identifizieren bedeutet (Eigen-)Selbst-
verantwortung übernehmen und Fremdbestimmung zu
vermeiden. Spüren Sie Ihre persönliche Identifikation heraus und nicht jene, die Ihnen von außen zugetragen wird.
Lassen Sie sich kein Image aufzwingen. Haben auch Sie
in gesunden Tagen erfahren, dass die Aussage »Sie sehen
schlecht aus« dazu geführt hat, dass Sie sich danach tatsächlich schwach gefühlt haben? Haben Sie auch das Gegenteil
erfahren, den »Energiestoß« durch ein Kompliment? Je bewusster wir mit unserer Identifikation umgehen, je stärker
wir sie uns immer wieder vergegenwärtigen, desto weniger laufen wir Gefahr, uns in einer Stimmung der Ausweglosigkeit zu verlieren.

Zum Thema Identifikation können Sie sich einprägen:
über Tage hinweg prüfen, ob es durch eine veränderte
Einstellung gelingt, mehr Zugehörigkeitsgefühl zu entwickeln, das Geborgenheit vermittelt; die realistische Wahrnehmung und Selbsteinschätzung überprüfen; kein Image
aufzwingen lassen. Nehmen Sie die folgende Übung mit
dazu:

Ich bin ganz ruhig und entspannt ...
Mein Körper wird schwerer ...
Er lockert sich mehr und mehr ...
Meine Ruhe vertieft sich ...

Womit identifiziere ich mich zurzeit?
   (kranker Körper, Versager, Ausgelieferter,
   Geschäftiger, Mutter, Helfender etc.)
Welche Identifikation bewirkt das tiefste
   Wohlbefinden?
Ich bin bereit, sie mir echt und ohne Überlistung zu
   vergegenwärtigen und zu vertiefen …
Angstbesetzte Identifikation (ausgelieferter Kranker)
   baut sich ab …
Ich fühle mich durch meine bewusste, echte
   Identifikation geborgen, getragen und sicher …
Ich werde zuversichtlicher und fühle mich stärker
   werden …

Die Vielschichtigkeit des Lebens nicht vergessen

Alles, was existiert, ist polar. In schwierigen Lebensphasen drängt es sich auf, dass wir immer beide Seiten sehen – auch die positive, helle. Falls Sie krebskrank sind, ist Ihnen höchstwahrscheinlich ein permanentes Überschattetsein vertraut. Immer wieder taucht der Gedanke auf, ob es nicht nur ein böser Traum sei, aus dem Sie bald wieder erwachen werden. Schmerz, Verlust, Krankheit, Grausamkeit, Leiden sind Realitäten. Die wärmende Sonne, liebende Menschen, Pflege, der Duft von Blumen und Gräsern sind aber ebenso realistisch. Wie leicht und schnell fallen wir in das Muster, uns vereinnahmen zu lassen, uns in Wut und Ärger hineinzusteigern, statt auch positive Realitäten zuzulassen und sie uns immer wieder zu vergegenwärtigen. Gemeint ist dies im Sinne von: das eine zu tun, das andere nicht zu lassen.

Vielschichtigkeit, was nun?

Ihre Krankheit, Ihre Angst und bangen Fragen sind da. Dass Menschen Ihnen Anteilnahme entgegenbringen, dass Sie sich im Paradies schöner Erinnerungen aufhalten können, dass Sie in einer mehr oder weniger Schutz bietenden Zivilisation leben, ist ebenso Wirklichkeit. Dies alles sind erfreuliche Tatsachen. Erfreuliches darf nicht als selbstverständlich hingenommen werden. Die Situationen des Lebens ändern sich rasch, sie können Hilflosigkeit, Verluste und Hoffnungslosigkeit bringen. Doch alles hat zwei Seiten. Mag eine Lebenssituation noch so lichtlos erscheinen, es gibt immer Lichter – wir müssen sie nur sehen wollen.

Zum Thema Vielschichtigkeit können Sie sich einprägen: sich fragen, warum Sie sich vom Dunkeln absorbieren lassen; täglich, nicht nur sporadisch Vielschichtigkeit vergegenwärtigen; Selbstironie bezüglich der eigenen Trotzhaltung entwickeln, wenn Sie das Helle nicht sehen wollen. Versuchen Sie auch die folgende Übung.

Ich bin ganz ruhig und entspannt ...
Meine Ruhe und wohlige Wärme werden intensiver ...
Momentan bin ich krank ...
Ich vergegenwärtige mir helle Seiten meines Lebens ...
Ich lasse mich von meiner Krankheit nicht
     vereinnahmen ...
Dass ich bereiter werde, Schönes intensiver und bewuss-
     ter wahrzunehmen, ist auch eine Seite von mir ...
Dass wir alle vergänglich sind, ist eine Seite von uns
     allen ...
Mir meine Vielschichtigkeit bewusster zu machen,
     st beruhigend ...
Ich erlebe meine Vielschichtigkeit als Reichtum ...
Ich nehme dadurch auch meine Intensität dankbar
     wahr ...
Ich fühle mich befreiter und geborgener ...

Was ist, wenn ich arbeitsunfähig bin?

Arbeitsunfähigkeit kann einerseits bedeuten, von unserer Leistungsgesellschaft ausgeschlossen zu werden. Andererseits kann sie zum persönlichen Problem werden, weil viele es nicht gewohnt sind, sich nur mit sich selbst zu befassen und keiner Verpflichtung nachzugehen. Ratlosigkeit, wenn sie nicht mehr gebraucht werden, zeigt sich oft auch bei Menschen, die in Pension gehen, da sie das Bewusstsein für den kommenden Ruhestand nie zugelassen haben. Vor

allem haben sie meist nie daran gedacht, dass eine gefühls-
mäßige Beziehung zu sich selbst regelmäßig gepflegt werden muss, wenn sie sich später nicht als Fremdling in der
eigenen Haut erleben wollen. Wie fühlen Sie sich in der
Nähe eines Menschen, der Ihnen nicht vertraut ist? Ja, Sie
benötigen Zeit, um ihn zu spüren und dann auf ihn eingehen zu können. Genauso ist es mit uns selbst, wenn wir zu
einseitig, zu aufgaben- oder intellektorientiert leben. Ein
Gefühl für uns selbst kann dann nicht so ohne Weiteres
entstehen.

Wenn sich nun der Alltagsrhythmus durch eine Krankheit zusätzlich stark verändert, wenn die berufliche Tätigkeit aufgegeben werden muss, werden wir uns fremd,
weil wir nicht gewohnt sind, »nur« zu sein. Beim Kranken kommt eine zusätzliche Problematik hinzu: Wenn er
keine Aufgabe mehr hat, ist er seinen Angstfantasien und
Schmerzen verstärkt ausgeliefert. Isolations- und Einsamkeitsgefühle überrollen ihn, wenn er sich nicht mehr engagieren, in eine andere Welt eintauchen kann.

Arbeitsunfähig, was nun?

Vergegenwärtigen Sie sich, dass Sie mit vermehrter Eigen-
zuwendung Ihren Körper stärken oder Schmerzen lindern
können. Dies ist leichter realisierbar, als wenn Sie durch
Arbeit zusätzlich geschwächt sind. Stellen Sie sich vor, wie
der Körper sich nun entspannt und regeneriert, weil Sie
nicht zur Arbeit gehen müssen.

Zum Thema Arbeitsunfähigkeit können Sie sich einprägen: »geschenkte« Zeit bewusst gestalten; als Überbrückungshilfe einen Tagesplan erstellen; falls Sie in Leere und Lustlosigkeit eintauchen sollten, den Körper aufmerksam und liebevoll pflegen. Dabei hilft auch die folgende Übung.

Ich bin ganz ruhig und entspannt ...
Die Lockerheit meines Körpers vermittelt Geborgenheit ...
Diese Geborgenheit lässt Vertrautheit mit mir selbst wachsen ...
Ich spüre, dass mein Körper vermehrt auftankt, weil er weniger gefordert ist ...
Ich glaube dadurch auch an eine Besserungschance, weil er weniger überfordert wird ...
Ich bin mir bewusst, dass mein Krankheitsverlauf individuell ist ...
Ich verbringe meine Zeit bewusst und intensiv ...
Ich bleibe für alle Möglichkeiten offen ...
Ich fühle mich in mir geborgener, sicherer und zuversichtlicher ...

Das geschwächte Selbstbewusstsein stärken

Unser Lebensstil ist geprägt von einem Denken, das zur Oberflächlichkeit neigt. Unser Streben nach einem hohen

Lebensstandard verführt zu Beziehungslosigkeit und Ich-bezogenheit. Entfremdung von sich und den anderen ist mitbedingt durch Leistungsdruck, dem sich die meisten unterwerfen. Wir beteiligen uns an einer Jagd nach Anerkennung und Erfolg. Dies dient oft als Ersatz für echtes Empfinden und steht anstelle persönlicher Beziehung. Es bleibt uns weder Zeit noch Energie, in uns hineinzuhorchen. Folgen davon sind Verlust an Vertrauen, an Geborgenheit und Sicherheit in sich selbst. Wo dies fehlt, kann auch keine Liebe entstehen. Selbstbewusstsein beinhaltet jedoch gesunde Eigenliebe.

Die nachfolgende Übung soll zur Stärkung des Selbstbewusstseins, zum positiven Gestimmtsein für sich selbst beitragen. Sie ist sowohl in körperlicher als auch seelischer Hinsicht als Ergänzung zur bewussten Auseinandersetzung mit dem fehlenden innigen Bezug zu sich selbst gedacht. Beginnen Sie eben genau jetzt, sich vermehrt zu spüren und sich stärker in sich selbst zu vertiefen.

Ich will lernen, Ruhe und Gelassenheit in mir aufkommen zu lassen ...
Ich spüre, wie sich Entspannung in mir ausdehnt ...
Meine Ruhe wird tiefer ...
Die Lockerheit der Muskeln entspannt auch meine Blutgefäße ...
Ich spüre durch das Strömen meines Blutes eine wohlige Wärme ...

Ich lerne meinen Körper angenehm zu spüren ...
Ich werde auf seine Bedürfnisse vermehrt eingehen ...
*Dadurch werde ich mich in meinem Körper sicherer und
    geborgener fühlen ...*
In meiner Vorstellung entwickelt sich ein Bild ...
Ich sehe eine spiegelglatte Wasseroberfläche vor mir ...
Ich erblicke darin mein Gesicht ...
Ich erblicke entspannte Gesichtszüge ...
*Ich sehe die gütige und warme Ausstrahlung meiner
    Augen ...*
*Ich fühle mich bei meinem Anblick wohl und gebor-
    gen ...*
*Ich fühle mich in mir sicher, von meiner Energie
    getragen ...*
Ich fühle Ruhe und Lebensenergie in mir entstehen ...
Ich fühle mich stärker werden und zuversichtlicher ...

4 Brustkrebs – Ermutigung für den eigenen Weg

Die häufigste Krebsart ist Brustkrebs. Ebenso Realität ist, dass es die Krebsart ist, die mit sorgfältiger, regelmäßiger Körperpflege im Frühstadium erkannt werden kann. Dies bietet viele Möglichkeiten, den Verlauf positiv zu beeinflussen. Ein weiteres Argument, weshalb ich veranlasst bin, auf diese spezielle Krebserkrankung einzugehen, ist das allgemein verbreitete Unbehagen, das viele Frauen ihrem eigenen Körper entgegenbringen. Diese Tatsache erschwert die Selbsthilfe bei einer Erkrankung. Die folgende Lektüre will allen Frauen, die diesbezüglich Schwierigkeiten haben, eine Antwort auf ihre Frage »Brustkrebs, was nun?« vermitteln. Es ist kein Anlass zu Resignation angezeigt, im Gegenteil – es gibt Gründe für Zuversicht. Brustkrebs kann auch zur Chance werden, um die eigene Weiblichkeit intensiver zu erleben. Ich will Sie ermutigen, das Vertrauen in das eigene Frausein zu vertiefen.

Im Folgenden schildere ich, was eine junge Frau auf dem Weg zu ihrem persönlichen Frausein wachgerüttelt und positiv geprägt hat.

»Ein warmes Gefühl steigt in mir beim Anblick Auroras auf. Aurora ist eine zartrosa Marmorfigur, eine vollendete Frau. Sie steht neben meinem Bett und streckt ihre Arme der Sonne entgegen. Sie erinnert mich an meine Weiblichkeit. Meine Gedanken schweifen in die Vergangenheit. Unangenehm war ich jedes Mal berührt, wenn ich in der Klinik den Busen einer Patientin pflegte. Ich fragte mich dabei, ob es ihr oder mir peinlicher sei. Peinlich berührten mich auch unästhetische Anblicke von Oben-ohne im Schwimmbad. War es mehr peinlich oder prüde, wenn ich bei jeder täglichen Körperpflege versuchte, den Anblick des eigenen Busens zu vermeiden?

Unwichtig, ob peinlich oder prüde – auf alle Fälle war es jenseits eines natürlichen Körperempfindens und jenseits eines Wohlbehagens meinem eigenen Körper gegenüber. So habe ich gefühlt bis zu jenem Zeitpunkt, als ich in der Brust Knoten ertastete. Busen war bis dahin nur ein lästiges Thema gewesen. Unerwartet wurde er zum lebensbedrohenden Schatten, weil Angst mich lähmte, eine Gynäkologin aufzusuchen. Beim täglichen Duschen redete ich mir stattdessen ein, ich sei hysterisch. Es ist da nichts, überredete ich meine innere Stimme während vier Monaten. Doch es war etwas. Die Knoten wurden diagnostiziert und mussten operativ entfernt werden.

Krebs?

Verlust der ganzen Brust?

Wie werde ich danach aussehen?

Bestenfalls nur vernarbt und kein Krebs?

Mein bislang gemiedener Busen wurde plötzlich zum wichtigsten Thema in mir. Warum habe ich es so weit kommen lassen?

Ich bin noch immer in den Anblick Auroras versunken. Sonnenstrahlen lassen den Marmor schimmern, sodass er zum Berühren verführt. Meine Finger gleiten über die runden Formen, während Dankbarkeit mich erfüllt. Wofür? Ich habe vom Partner vor dem Eingriff liebevolle Unterstützung erfahren. Ich erhielt Zuwendung von ihm, die unsere Beziehung verinnerlichte. Dies bewirkte einen Wandel in meinen Gefühlen. Mein Bedrohungsgefühl transformierte sich in ein zuversichtliches Verhältnis zu meinem Busen im Sinne von: Was immer geschehen mag, wir beide werden es schaffen. Dies war für mich wichtig, weil ich seit Ertasten der Knoten mit meinem Busen in Feindschaft stand. Ich hatte Angst vor ihm, er wurde mir immer fremder, weil ich ihn zu meiden versuchte. Mein Partner jedoch reagierte gegenteilig. Er liebkoste ihn besonders. Diese Haltung steckte mich an. Ich begann zu begreifen, dass ich mich durch meine negativen Gefühle anspannte und mir damit schadete. Nun wurde in mir ein warmes Empfinden für die kranke Körperstelle wach. Die Zuversicht, dass mein Busen und ich es schaffen würden, vertiefte sich.

Nach der Operation beschlich mich das Bangen, wie ich auf den Anblick reagieren würde. Welches Ausmaß wird die Verstümmelung einnehmen? Zunächst fassungslos erkannte ich, dass der Eingriff nur einen kleinen Schnitt ent-

lang der Brustwarze hinterlassen hatte, obwohl der eine Tumor recht groß war. Es stellte sich heraus, dass es kein Krebs war.

Nach den geschilderten Ereignissen ging ich einen bewussteren, intensiveren und natürlicheren Weg in meiner Weiblichkeit.«

Ich möchte jede Frau ermuntern, sich mit ihrer Weiblichkeit zu befassen, bevor Krankheit oder Kummer in der Liebesbeziehung sie dazu zwingt. Der Sinn dessen liegt auch darin, sich durch Bewusstwerden über den Busen stärker vor schädlichen physischen und psychischen Einflüssen schützen und negative Programmierungen löschen zu lernen.

Als männlicher Leser können Sie an dieser Stelle zu einer weiteren, ganzheitlicheren Dimension inspiriert werden, zu einer weiteren Kommunikationsmöglichkeit in der Beziehung zur Frau, die Sie lieben. (Siehe auch den Abschnitt »Verletzte Weiblichkeit«.)

Ängste um Brustkrebs

Statistiken können oft problematisch werden, weil sich die Betroffenen meist mit den bedrohlichen Aussagen statt mit den Heilungschancen identifizieren. Viele vergessen dabei, dass jeder Krankheitsverlauf individuell bleibt. Die Frau, die von sich weiß, dass sie zu Pessimismus neigt, sollte daher Außeninformationen eher meiden. Bleiben Sie sich auch als Betroffene immer bewusst, dass der Verlauf Ihrer Erkrankung individuell ist. Bleiben Sie sich ebenso bewusst, dass Sie ihn beeinflussen können, dass Sie ihm nicht ausgeliefert sind.

Sollten Sie von der Angst vor Brustkrebs nicht gelähmt sein, ist sie dennoch als realistische Gefahr durchaus gesund. Wenn Sie auf Anweisung Ihres Gynäkologen Ihre Brust regelmäßig kontrollieren und ihm Veränderungen sofort mitteilen, schützen Sie sich selbst. Ein frühzeitig diagnostizierter Brustkrebs kann erfolgreicher behandelt werden als ein verzögerter. Denn je länger ein Tumorwachstum andauert, desto größer ist die Wahrscheinlichkeit, dass Krebszellen in die Blut- und Lymphbahnen gelangt sind. Je diffuser und je gestreuter Krebszellen im Organismus sind, desto schwieriger ist ihre Zerstörung. Jegliches Verzögern sollte vermieden werden, denn ein frühzeitig diagnostizierter Brustkrebsknoten hat große Wahrscheinlichkeit, lokal zu sein und kann operativ entfernt werden.

Wenn Sie von Angst so überschattet sind, dass Sie täglich beim Umkleiden oder Duschen sorgenvoll Ihren Busen abtasten, oder wenn jedes Stechen in der Brust Todesfantasien weckt, dann brauchen Sie fachliche Hilfe. Wenn dies Ihrem Fühlen entspricht, Sie aber zunächst keinen Psychologen aufsuchen wollen, dann fragen Sie sich, ob Sie vor etwas fliehen, etwas in Ihrem Leben nicht wahrhaben wollen, weil es Ihnen ausweglos, unveränderbar erscheint. Wenn es

Ihnen gelingt, sich dies einzugestehen und wenn es Ihnen sogar gelingt, die Angelegenheit nicht wieder von sich zu schieben, sich der Situation zu stellen, dann kann sich der Gang zum Psychologen erübrigen. Lassen Sie sich jedoch nicht weiterhin von ständiger Angst gefangen halten.

Ich ertaste einen Knoten, was nun?

Wie jeden Abend gleitet ihre Hand beim Duschen über ihren Busen.

Es verschlägt ihr den Atem.

Es darf nicht wahr sein: Sie ertastet einen nussgroßen Knoten. Es ist einfach nicht wahr!

Sie steigt aus der Dusche.

Immer wieder greift sie an den Busen in der Hoffnung, »nichts« mehr zu ergreifen. Vielleicht ist »es« morgen weg. Ihr erster Gedanke und ihre erste Bewegung nach dem Erwachen sucht die Brust. Nein, es ist keine Einbildung. Es ist konkret, fassbar.

Angst lähmt sie.

Angst verleitet sie zur Aussage, sie sei hysterisch und den Arztbesuch drei Monate hinauszuschieben.

Wann immer Sie eine Veränderung an Ihrem Busen feststellen, die Sie beunruhigt, setzen Sie sich augenblicklich mit Ihrem Gynäkologen in Verbindung! Steigern Sie sich nicht in Angstfantasien hinein. Reden Sie vor allem mit dem Arzt darüber, aber ansonsten – wenn überhaupt – nur mit nahestehenden Menschen. Denn solange medizinisch nichts abgeklärt ist, kann Reden die Angst vertiefen und die Unruhe wächst. Diffus Unbehagliches wird im Allgemeinen durch viele Worte entweder bagatellisiert oder zu einem terrorisierenden Angstfaktor.

Falls Sie eine Veränderung feststellen, denken Sie daran, dass ein Drittel aller Frauen im Laufe des Lebens Tumore in der Brust haben. Vergegenwärtigen Sie sich, dass Krebs heilbar sein kann und nicht Tod bedeuten muss. Vergegenwärtigen Sie sich auch, dass Sie zum Verlauf der Krankheit positiv und wesentlich beitragen können, dass Sie nicht ausgeliefert sind. Vergegenwärtigen Sie sich, dass wir alle in schwierigen Lebenssituationen die Möglichkeit haben, unsere Einstellung dazu zu verändern.

Wichtig ist in solchen Lebensphasen auch, dass wir offen bleiben. Auf die Situation einer Krebskrankheit bezogen bedeutet dies, dass es bei Ihnen liegt, sich an helfende, kompetente Menschen zu wenden. Schaffen Sie sich bei einer solchen Betroffenheit ein Beziehungsnetz von verschiedenen Fachpersonen, von denen Sie sich verstanden und getragen fühlen. Das zuverlässige Begleitetwerden entspannt und stärkt. Hinunterschlucken von psychischem Schmerz schwächt hingegen. Die folgende Suggestionsübung kann Ihnen helfen, sich wieder zu beruhigen und Zuversicht zu finden.

➤ **Nähere Anleitungen zu den Übungen finden Sie auf Seite 223.**

Ich bin entspannt und locker ...

Mein ganzer Körper ist schwer und warm ...

Meine Ruhe vertieft sich ...

Sollte ich je einen Knoten ertasten, dann bleibe ich zuversichtlich: Nicht jeder Knoten ist bösartig ...

Auch ein bösartiger Knoten kann behandelt werden ...

Ich selbst kann die Behandlung positiv beeinflussen, indem ich Heilkräfte wecke ...

Ich werde bei einer Unsicherheit den Arzt sofort aufsuchen ...

Ich bleibe entspannt, weil Verkrampfung die Situation verschlimmert ...

Ich fühle mich durch das Offenbleiben stark, statt zu verdrängen ...

Ich traue mir Handeln zu ...

Ich traue mir auch innere Distanz, langfristiges Denken zu ...

Ich fühle mich durch mein Vertrauen in mir wieder geborgen und sicherer ...

Ich fühle mich stärker werden und zuversichtlich ...

Überrumpelt von der Diagnosemitteilung

Versuchen Sie, nach der Diagnose Panikstimmung zu vermeiden. Nehmen Sie die Information entgegen, ohne sich in Todesfantasien zu verlieren. Fallen Sie aber auch nicht in das Gegenteil, nämlich sie zu bagatellisieren, zu verharmlosen. Überlegen Sie sich, mit welchem Menschen Sie jetzt reden sollten, bevor Sie die Meinung eines zweiten Arztes einholen. Suchen Sie, falls dies bei Ihrem Arzt nicht gegeben sein sollte, unbedingt einen Arzt auf, der Sie umfassend informiert und Ihnen verschiedene Möglichkeiten aufzeigt.

Je unbeschwerter und willensorientierter Sie bis jetzt gelebt haben und je gesünder Sie bis jetzt waren, desto mehr kann Sie die Diagnose »Brustkrebs« aus der Bahn werfen. Dies ist eine natürliche Reaktion, weil Sie bis jetzt »alles im Griff zu haben« glaubten. Nun sind Sie von Ihrem eigenen Körper, der bislang einfach funktioniert hat, »heimtückisch« überfallen worden – zumindest kommt es Ihnen im Augenblick so vor. In Wirklichkeit bedeutet dies aber, dass Sie jetzt andere Prioritäten setzen können oder müssen. Unser Wille ermöglicht vieles, lässt Wünsche Realität werden, doch dürfen wir uns aus Unbedachtheit nicht auf sie versteifen. Grenzsituationen wie Krankheit fordern uns heraus, ehrlich Bilanz zu ziehen, und vor allem, Wertvorstellungen zu hinterfragen. Sie zwingen uns, zu uns zu kommen, statt gedankenverloren und unbewusst weiter zu funktionieren, zu hetzen oder uns treiben zu lassen.

Wenn Sie unmittelbar nach der Diagnose argumentieren, dass Sie dies und jenes erledigen müssen, bevor Sie sich auf die Krebsbehandlung einlassen können, dann spielen Sie mit Ihrem Leben. Es geht darum, den optimalen Weg zu Heilung *jetzt* einzuschlagen. Alles andere lässt sich verschieben und nachholen. Sie sind in diesem Moment für niemanden und nirgendwo unentbehrlich. In Ihrer momentanen Situation erscheint es für Sie nicht oder zumindest schwer verständlich, wenn ich Ihnen in Erinnerung rufe, dass Sie darauf vertrauen sollten, dass dieses Ereignis seinen Sinn hat. Dieser wird sich höchstwahrscheinlich erst später zeigen. In jedem Fall will das Geschehen Sie auf etwas aufmerksam machen, woran Sie wachsen können – sofern Sie offen dafür sind.

Ich habe viele Patienten begleitet, die heute gesund sind und meinen, dass sie krank werden mussten, um zu einer besseren, intensiveren Lebensqualität zu gelangen. Sie hatten sich als Gesunde zu wenig Raum für ihr persönliches Empfinden genommen. Krebs kann tatsächlich zur Chance werden. Ich habe die unbewusste Hetze oder das nicht ernst genommene Sichtreibenlassen schon erwähnt. Oft mutet es an, als ob bei vielen Betroffenen das vegetative Nervensystem durch die Krankheit eine Notbremse ziehen würde. Sind Sie sich bewusst darüber, dass Krebspatienten im Vergleich zu Infarkt- oder Schlaganfallpatienten die Zeit haben, sich innerlich umzustellen?

Wenn im Augenblick der Diagnosemitteilung unerwünschte, ungebetene Gedanken auftauchen, die Sie an Menschen erinnern, die an Krebs gestorben sind, dann versuchen Sie, sich auch an solche zu erinnern, die geheilt wurden. Falls Ihnen keine bekannt sind, dann nicht, weil es sie nicht gibt, sondern weil Geheilte schweigen. Sie sind oftmals stumm, weil sie glauben, eine durchlittene

Krebskrankheit sei stigmatisierend, darauf bin ich in diesem Buch schon einmal eingegangen. Wir dürfen nicht im Strom der Negativer mitschwimmen, denn die Hälfte aller an Brustkrebserkrankten wird geheilt. Zu unserem eigenen Selbstschutz sollten wir uns bei einer Betroffenheit bewusst bleiben, dass von Mitmenschen oft unbeholfen, peinlich, wenig einfühlsam auf die Diagnose Krebs reagiert wird. Dies hat nichts mit Ihnen zu tun, sondern ist menschliches Unvermögen des Gegenübers.

Lassen Sie aber auch den Gedanken der Vergänglichkeit zu, allerdings *nicht* im Sinne von Resignation. Wir sterben keine Sekunde früher, wenn wir uns damit auseinandersetzen. Was Sie betrifft, können Sie dabei erfahren, dass etwas, das Sie ja diffus *doch* beschäftigt, konkrete, fassbare Formen annehmen kann, sobald Sie es benennen. Wenn Sie es jedoch auch vor sich selbst verheimlichen, können irreführende Angstbilder und Schlussfolgerungen im Innern entstehen. Worum auch immer es sich handeln mag – diffuse Gefühle zermürben und blockieren. Was hingegen konkretisiert, vom Bewusstsein zugelassen wird, fordert zur Handlung heraus.

Wenn Sie von einer schlechten Diagnose überrumpelt worden sind, dann ist es jetzt besonders wichtig, dass Sie gut für sich selbst sorgen. Wählen Sie für sich das aus, was Ihnen am meisten guttut. Hier trotzdem ein paar Beispiele, weil durch die Erschöpfung manchmal keine Ideen aufkommen: ein bewusst gewähltes Bad, ein Spaziergang in unberührter Natur, in einem Sessel sitzend entspannt

Musik hören, sich ein Essen besonders liebevoll zubereiten oder einen Blumenstrauß pflücken gehen – all das kann innerlich aufhellen.

Was guttut, entspannt auch. Entspannung regeneriert das durch die Konfrontation und Überrumpelung strapazierte Nervensystem und somit auch Ihr Immunsystem.

Das »Beste« aus der Situation machen heißt auch, Bilanz über Wertvorstellungen und Prioritäten im Leben aufzustellen und danach Konsequenzen zu ziehen. Fragen Sie sich, was Ihnen in Ihrem persönlichen Leben wirklich wichtig ist. Die nachfolgende Übung ist sowohl als Prophylaxe als auch für die erlebte Konfrontation während der Diagnose gedacht.

Ich bin ganz ruhig und entspannt ...
Mein ganzer Körper ist locker und angenehm warm ...
Mein Atem ist ruhig und harmonisch ...
Meine Ruhe vertieft sich mehr und mehr ...
Ich lerne, die Diagnose Krebs zu akzeptieren, im
    Bewusstsein, wie schwierig dies ist ...
Ich lerne, umzudenken, dass ich das Beste daraus
    machen kann ...
Es liegt an mir, meine Einstellung zu ändern ...
Wie kann ich meinen Krankheitsverlauf positiv
    beeinflussen?
Wen kann ich dazu befragen?
Für wen sollte ich mich diesbezüglich öffnen?

Was oder wen sollte ich besser meiden?
Es beruhigt mich, dass ich selbst dazu beitrage ...
Meine Initiativen verleihen mir Sicherheit und Halt ...
Meine Selbstverantwortung stärkt mich ...
Meine Ruhe ist tief ...
Will mir meine Krankheit etwas bewusst machen?
Was sollte ich an meiner Lebenssituation ändern?
Ich bin gelöst und zuversichtlicher, weil ich die
*   Angelegenheit fassbarer mache ...*
Ich fühle mich leichter und stärker werden ...

Mein Busen muss entfernt werden

Bevor Sie an Ihre Umgebung denken, spüren Sie nach, was diese Veränderung am Körper für Sie selbst, für Sie ganz allein bedeutet. Haben Sie in der Zeit zwischen Ertasten des Knotens und der Diagnose feindselige Bedrohungsgefühle zur betroffenen Körperstelle entwickelt? Versuchen Sie, Ihre Stimmung bewusst wahrzunehmen, wenn Sie bei Ihrer täglichen Körperpflege den Knoten ertasten. Die meisten Frauen entwickeln gegenüber krebsbefallenen Körperteilen ausweglose Angstgefühle, die ihnen zusätzlich schaden. Denn durch das negative Empfinden verspannt sich die betreffende Körperregion, wird dadurch ungenügend durchblutet und demzufolge schlecht mit Sauerstoff versorgt.

Sind Sie in einen Zwiespalt von Gefühlen geraten, indem Sie den Busen wegen der Krankheit verwünschen, und überschattet Sie gleichzeitig die Angst, ihn zu verlieren? Beschäftigt es Sie auch, wie sich diese Veränderung auf Ihren Alltag auswirken wird?

Es kann sein, dass Sie sich in der ersten Zeit nach der Operation befangen bewegen, weil Sie meinen, dass die Veränderung Ihrer Außenwelt auffällt – vergleichbar dem banalen Beispiel einer Laufmasche im Strumpf. Die Laufmasche sieht man, aber keiner nimmt sie wichtig, nur Sie.

Wie hat sich Ihr Busen bis jetzt auf Ihren Alltag ausgewirkt? Hatte er Einfluss auf Ihr Selbstbewusstsein als Frau? Viele Frauen leiden unter seiner Form – sei es, dass sie ihn als zu üppig oder als zu flach beurteilen. Dadurch fällt es ihnen schwer, sich mit ihrem Frausein auf natürliche Weise zu identifizieren. Mit einem verständnisvollen Partner darüber zu sprechen, kann hilfreich sein, um zu einem positiveren Frausein zu finden. Das Verhalten eines Partners kann unter Umständen sogar wie eine Suggestion wirken. (Ich erinnere Sie an die Schilderung der jungen Frau am Anfang dieses Kapitels.) Wenn ein Mann immer wieder anerkennend auf die Weiblichkeit seiner Frau eingeht, entsteht auch in der Partnerin ein bejahendes Gefühl für ihre Weiblichkeit. Das Gegenteil ist leider ebenso wahr: Ein ständig nörgelnder Partner ist in der Lage, ein labiles Selbstbewusstsein seiner Frau noch mehr zu schwächen.

Steigt in Ihnen Wehmut auf, weil Sie Ihrem Busen bis jetzt zu wenig Zuwendung geschenkt haben? Wenn Stimmungen in Ihnen auftauchen, wie ich sie eben geschildert habe, dann lassen Sie sie zu, doch verlieren Sie sich nicht darin. Was war, lässt sich nicht rückgängig machen. Doch was sein wird, können *Sie* beeinflussen! Verlieren Sie auch keine Zeit und Energie mit der Frage, warum das Schicksal ausgerechnet Sie trifft. Fragen Sie sich, was diese Situation Sie lehren will. Noch wichtiger für den Augenblick ist, dass Sie sich selbst verständnisvoll zureden, anstelle »es« zu verdrängen und darüber stehen zu wollen. Versuchen Sie, Vertrauen darin zu fassen, dass »es« seinen Sinn hat – einen Sinn, den Sie später erkennen werden.

Was Ihre Umgebung betrifft: Eine gute Partnerschaft wird durch ein solches Ereignis in der Regel noch tiefer und inniger. In kritischen Lebensphasen werden Beziehungen auf die Belastungsprobe gestellt. Schlechte Bindungen brechen oft auseinander, gute sind jetzt besonders wertvoll durch ihren psychischen Reichtum, den Sie vielleicht bis jetzt als selbstverständlich hingenommen haben und der nun auch Anlass zu Dankbarkeit geben kann. Ich denke insbesondere an die zuverlässige Begleitung des Partners in der Dunkelheit Ihrer Situation. Falls Angst aufsteigt bezüglich der Reaktion Ihres Partners, überlegen Sie sich, wie Sie in der umgekehrten Situation fühlen würden. Erhoffen Sie sich, dass Ihr Partner sich Ihnen in seiner Not anvertrauen würde, und denken Sie, dass Sie ihn stützen würden?

Wenn Ihr Busen entfernt werden muss, dann bleiben Sie sich der Möglichkeit des Wiederaufbaus bewusst. Niemand soll oder darf Sie hindernd beeinflussen, einen Wiederaufbau in Erwägung zu ziehen. Lassen Sie sich vor allem Zeit, sich an die neue Situation zu gewöhnen. Lassen Sie sich auch nicht von Argumenten der Umwelt entmutigen, die solche Operationen nur als schädlich und belastend einschätzt. Dies können nur Fachleute beurteilen. Sollten Sie innere Skrupel hegen, weil Sie meinen, *nur* dankbar sein zu müssen, weil Sie ja überlebt haben und keinen Anspruch auf Wiederaufbau aufkommen lassen sollten, dann wenden Sie sich an einen Gesprächspartner, der Sie ermuntert. Ich spreche hier insbesondere ältere Leserinnen an. Brustentfernung bedeutet nicht unumgänglich lebenslängliche Vernarbung oder Entstellung. Es kann sogar sein, dass Sie eine innigere Beziehung zu Ihrem weiblichen Körper finden. Was ist damit gemeint?

Versuchen Sie, sich zum besseren Verständnis zunächst in ein anderes Beispiel, sagen wir das der Partnerschaftskrise hineinzuversetzen: Sie haben sich auseinandergesetzt, anstelle zu fliehen. Ihre Beziehung ist dadurch tragfähiger geworden, als sie es je war. Oder nehmen wir das Beispiel der beruflichen Schwierigkeit, der Sie sich gestellt haben: Sie haben nichts hinuntergeschluckt und verdrängt, sondern sich mit dem Problem befasst. Sie haben sich trotz Unannehmlichkeiten aufgerafft, den Arbeitsplatz zu wechseln. Seit Sie Ihre berufliche Veränderung vorgenommen haben, fühlen Sie sich in Ihrer Tätigkeit wohler als je zuvor.

Diese Beispiele weisen darauf hin, dass Schicksal zur

Chance werden kann, auch wenn es im Augenblick der Konfrontation schwer oder unmöglich erscheint, daran zu glauben. Was einst ausweglos erschien, kann nach einer positiven Wende viel intensiver genossen werden. Einerseits ist es natürlich, falls es in Ihnen jetzt rebelliert. Andererseits liegt es aber doch an Ihnen, in Ihrer Not eine solche Chance zu ergreifen und sie zu verwirklichen. Seien Sie verständnisvoll mit sich und Ihrer Auflehnung und stärken Sie sich mit der folgenden Übung.

Ich bin ganz ruhig und entspannt ...
Mein ganzer Körper ist locker und wohlig warm ...
Meine Ruhe vertieft sich mehr und mehr ....
Ich akzeptiere meinen seelischen Schmerz als natürliche
  Reaktion ...
Ich lasse mir Zeit, bevor ich mich neu orientiere ...
Ich suche nach Wohltuendem und Stärkendem für
  mich ...
Ich vertraue auf einen Sinn meines jetzigen Zustandes ...
Ich vertraue auf meine Intuition, dass ich den richtigen
  Weg einschlagen werde ...
Ich vertraue darauf, dass ich gestärkt daraus
  hervorgehen werde ...
Ich werde mir die geeigneten Helfer suchen, um dies
  durchzustehen ...
Ich fühle mich auch von der Zuwendung geliebter
  Menschen getragen ...

*Ich fühle mich durch mehr Bewusstheit sicherer und
    geborgen ...*
Ich fühle mich stark und zuversichtlicher ...

Nach der Operation, was nun?

Sie liegen im Klinikbett. Sie sind aus der Narkose aufgewacht. Sind Sie sich bewusst, dass Sie schon vier Prüfungen durchgestanden haben? Die erste war Ihre Ungewissheit vor dem ersten Arztbesuch. Die zweite das Verkraften der Diagnose. Die dritte forderte Ihren Entscheid zum chirurgischen Eingriff. Die vierte haben Sie in der Operation durchgestanden. Es ist nur natürlich, wenn Sie sich jetzt psychisch energielos, matt und anlehnungsbedürftig fühlen.

Die nächste Prüfung ist das Betrachten der Operationswunde. Bereiten Sie sich innerlich darauf vor, indem Sie sich möglichst entspannt fragen, wie die erste Konfrontation für Sie am erträglichsten ausfallen könnte. Bestimmen *Sie,* wann es für Sie am besten ist, sich das erste Mal mit der versehrten Körperstelle auseinanderzusetzen. Möchten Sie dabei allein sein, sollte eine Krankenschwester oder eine nahestehende Person anwesend sein? Versuchen Sie sich ebenfalls so entspannt wie möglich vorzustellen, wie »es« schlimmstenfalls aussehen könnte, doch vergessen Sie nicht, dass die Wunde noch frisch ist und heilen wird.

Lassen Sie Tränen der Trauer zu. Es können auch Tränen der Kraftlosigkeit sein, denn der physische und psychische Schmerz hat viel Energie gezehrt. Einerseits brauchen Sie für die Trauer viel Zeit, andererseits brauchen Sie sie, um wieder aufzutanken und sich danach neu zu orientieren. Haben Sie Geduld mit sich. Ermuntern Sie sich, indem Sie sich bewusst machen, dass Ihr momentaner Schmerz eine gesunde Reaktion ist, von der Sie sich wieder erholen werden. Nehmen Sie Ihre Gefühle wichtig. Ihr Fernziel ist liebevolle Pflege, mit warmherzigen Gefühlen für den betroffenen Körperteil. Unterstützen Sie sich dabei mit der folgenden Übung.

Ich bin ganz ruhig und entspannt ...
Mein ganzer Körper ist locker und wohlig warm ...
Meine Atmung ist ruhig und harmonisch ...
Meine Ruhe vertieft sich mehr und mehr ...
Ich stehe zu meinem seelischen Schmerz ...
Er ist natürlich ...
Ich lasse ihn zu, damit ich mich von ihm lösen kann ...
Ich vertraue darauf, dass ich mich in der neuen Situation
*   werde zurechtfinden können ...*
Die verletzte, heilende Körperstelle gehört zu mir ...
Ich lerne sie anzunehmen, ihr nicht auszuweichen ...
Ich verhalte mich natürlich und offen, indem ich sie
*   betrachte ...*
Ich lasse mir Zeit, mich an sie zu gewöhnen ...

Ich lasse innerlich los, im Vertrauen darauf, dass ich
mich einmal werde positiv einstellen können ...
Ich fühle mich ruhiger, gelöster und zuversichtlicher ...

Der Umgang mit der Wunde

Wenn der Organismus einmal nicht so »funktioniert«,
wie er sollte, ist es allgemein üblich, darauf ungehalten
zu reagieren. Fremd hingegen scheint es zu sein, einem
versehrten Körperteil gut zuzureden. In Ihrem Zustand
ist dies jedoch unbedingt notwendig! Lassen Sie ihn nicht
zum bedrohlichen Fremdkörper werden, sondern richten
Sie liebevolle Gedanken an ihn. Je fürsorglicher Sie sich
verhalten, desto mehr entspannt sich die Wunde. Sie wird
besser durchblutet für den Heilungsprozess. Es ist wichtig,
dass Sie nach und nach eine natürliche, positive Haltung
zur versehrten Körperstelle finden. Dies ist für alle, die
davon betroffen sind, eine Herausforderung, weil wir uns
einerseits dagegen auflehnen, andererseits uns ungerecht-
fertigt – doch verständlich – dafür schämen.

Reden Sie mit Ihrem Partner über bedrückende Gefühle. Falls Sie dies Überwindung kostet, überlegen Sie
sich erneut, wie Sie selbst in der gegenteiligen Situation
fühlen würden. Würde ein körperliches Gebrechen Ihre
Liebe vertiefen oder zerstören? Die Vorstellung, wie wir
auf die gleiche Situation bei einer geliebten Person reagieren würden, kann den Zugang zur eigenen Versehrtheit

erleichtern. Verstecken Sie sich nicht vor Ihrem Partner, indem Sie sich in seiner Gegenwart nicht mehr ausziehen oder waschen. Überfordern Sie ihn hingegen auch nicht mit abrupter Konfrontation, sondern fragen Sie ihn nach dem geeigneten Zeitpunkt. Betrachten Sie dann mit ihm die verwundete Stelle und verfolgen Sie gemeinsam mit ihm den Heilungsprozess.

Mehr oder weniger intensiv strahlen wir unsere Einstellung aus und stecken damit unsere Umgebung an. Ein Mensch, der innere Distanz wahren kann und sich von negativer Betroffenheit nicht vereinnahmen lässt, strahlt Zuversicht aus. Was nun Ihre eigene Situation anbelangt, können Sie Ihrem Partner vermitteln, dass all dies Sie schmerzt und beschäftigt, dass aber die Zeit auch die seelische Wunde heilen wird und Sie sich wieder werden freuen können.

Seien Sie nicht ungeduldig, wenn es Ihnen noch nicht gelingt, liebevoll oder positiv bezüglich Ihrer Verletzung zu sein. Jede Veränderung, zu der wir gezwungen werden, erfordert Zeit, bis wir innerlich Ja dazu sagen können, bis wir uns daran gewöhnt haben und wieder Geborgenheit finden. Dies gilt zum Beispiel auch für einen erzwungenen Stellenwechsel oder den Abbruch einer Beziehung.

Falls Sie gegenüber dem Körper ein Misstrauen fühlen, dann stellen Sie sich die Situation eines Vertrauensmissbrauches vor. Sie brauchen Zeit und positive Erfahrungen, bis Sie wieder in jenen Menschen, der Sie enttäuscht hat, Vertrauen fassen können. Ähnlich ist das Empfinden für den lädierten Körper. Nach einer bedrohlichen Krankheit brauchen wir vor allem Zeit, bis die Angst verblasst ist und ein entspanntes Verhalten alltäglich werden kann.

Die folgende Suggestionsübung kann dazu beitragen, Ihren seelischen Schmerz zu lindern.

Ich bin ganz ruhig und entspannt ...
Mein ganzer Körper ist locker und wohlig warm ...
Mein Atem ist ruhig und harmonisch ...
Ich fühle mich innerlich gelöster ...
Ich stelle mir vor, wie ich meine Wunde betrachte ...
Ich bleibe dabei ruhig und entspannt ...
Ich bleibe mir der Möglichkeit eines Wiederaufbaus
    bewusst ...
Ich stelle mir den wieder aufgebauten Busen vor ...
Ich freue mich auf die Zeit, da der Busen »geheilt« ist
    und ich ihn bewusst spüren und erleben werde ...
Es wird intensiver sein als vor der Krankheit ...
Ich stehe zu meinem seelischen Schmerz im Wissen,
    dass ich mich wieder freuen werde ...
Ich fühle mich in mir geborgen und zuversichtlicher ...

Soll die Brust wieder aufgebaut werden?

Das ist, um es nochmals zu betonen, Ihre ganz persönliche Angelegenheit! Die Angst, neu zu erkranken, hängt oft mit ungenügender oder schlechter Information über medizinische Risiken zusammen. Der Entscheid eines Wiederaufbaus ist für Sie so bedeutend, dass Sie sich gut überlegen sollten, mit wem Sie darüber sprechen. Viele, die helfen wollen, verletzen und entmutigen mit ihren Worten manchmal mehr, als sie heilen, weil ihnen das Einfühlungsvermögen fehlt. Finden Sie deshalb zunächst heraus, was Sie möchten, bevor Sie sich jemandem anvertrauen, um dessen Meinung zu hören. Wenden Sie sich an einen für Brustaufbau spezialisierten Kosmetikchirurgen. Scheuen Sie sich auch nicht davor, eine Zweitmeinung einer weiteren Fachperson einzuholen. Lassen Sie sämtliche Informationen auf sich wirken. Die folgende Übung kann Ihnen dabei helfen.

Ich bin ganz ruhig und locker ...
Mein ganzer Körper ist locker und wohlig warm ...
Mein Atem ist ruhig und harmonisch ...
Meine Ruhe vertieft sich mehr und mehr ...
Ich bin mir bewusst, dass ich allein über einen
    Wiederaufbau entscheide ...
Was bedeutet mir der Anblick meines Busens?
Was bedeutet für mich ein weiterer Eingriff?
Ich suche mir die Fachperson, die mich umfänglich
    informiert ...
Ich lasse mich von keiner negativen Äußerung negativ
    beeinflussen ...
Ich fühle mich stark und zuversichtlich ...

Verletzte Weiblichkeit

Wenn Sie in Ihrer Weiblichkeit entweder durch sich selbst oder von einem Partner verletzt worden sein sollten, können Ihnen die folgenden Seiten einige Impulse vermitteln, wie Sie eine gute Kommunikation wieder oder überhaupt erfahren können. Es geht darum, zu einer intensiven, wohltuenden körperlichen Kommunikation zwischen Frau und Mann (zurück)zu finden.

Ein ideales Paar geht respektvoll, einfühlsam, vertrauensvoll, behutsam und bedingungslos aufeinander zu. Wenn es Zärtlichkeit austauscht, dann verkörpert der Busen Weiblichkeit, Harmonie, Weichheit und einen ruhenden Gegenpol in der Hetze des Alltags. Eine auf diese Art geliebte Frau erlebt im körperlichen Austausch eine Geborgenheit in ihrem ganzen Wesen, so, wie sie sie kaum in anderen Momenten erfährt.

Warum ist ein solcher Erlebnisreichtum eher selten? Er wäre öfter vorhanden, wenn Frauen ehrlich zu sich wären. Sie müssten sich selbst mehr Zeit zur Entwicklung in der Liebesbeziehung lassen, denn die geschilderte Zweisamkeit ist nur mit einem vertrauten Menschen möglich. Vertrautheit lässt sich im Entstehen nicht beschleunigen. Das Gegenteil kann eintreffen: Innigkeit wird im Keim erstickt. Lieben aber heißt spüren, was im Du vorgeht, wie der andere fühlt.

Selten begegne ich Frauen, deren erstes sexuelles Erlebnis nicht mit der Vergewaltigung ihrer selbst verbunden war. Frauen lassen oft aus mangelndem Selbstwertgefühl eine Beziehung nicht reifen bis zu jenem Zeitpunkt, zu dem sie körperliche Nähe, Verschmelzung wünschen, weil der Mann zu drängend war. Sie befürchten, verlassen zu werden, wenn sie auf das Bedürfnis des Mannes nicht eingehen. Anstelle des erwähnten Reichtums tritt dann oft ein Pflichtgefühl ein im Sinne von: »Ich muss eine gute Frau sein.« »Gut« ist hierbei gleichzusetzen mit Selbstaufgabe. Besser wäre es jedoch, Vertrauen in die Entwicklung der Beziehung zu haben und genügend Zeit zu fordern, bis die Gefühle auf beiden Seiten einen körperlichen Austausch zulassen.

Die Empfindung für ihren Busen wird für die Frau durch schlechte Erfahrungen negativ geprägt, was sich indirekt auch bei einer Brustkrebserkrankung auswirken kann. Den Busen berühren zu lassen, ist dann mit dem Gefühl des Bedrängtwerdens verbunden statt mit dem Ausdruck der Liebe des Partners zu ihr als Person. Wie können Sie als Frau eine natürliche Beziehung zu Ihrem Busen finden bzw. sie wiederfinden, wenn sie Ihnen durch verletzende Erfahrung verloren gegangen ist?

Der erste Schritt, sich die fehlende Natürlichkeit einzugestehen, was sowohl ein Überbewerten als auch ein Unterbewerten zur Folge haben kann. Mit Unterbewerten ist ein Nichtbeachten und Vernachlässigen gemeint.

Beim Überbewerten besteht die Möglichkeit, dass der Busen dermaßen abgelehnt wird, dass er damit Leiden verursacht.

Der zweite Schritt zu einer intensiveren Beziehung zu Ihrem Busen kann das Beobachten im Alltag sein: Wie nehme ich ihn wahr, wie behandle und pflege ich ihn? Wie würde ich bei einer Erkrankung auf ihn eingehen, oder würde ich ihn dann meiden?

Der dritte Schritt können Suggestionsübungen sein. Deren Ziel ist es, dass Sie ein von der Umwelt unabhängiges Zugehörigkeitsgefühl erfahren, statt einen Fremdkörper zu tragen.

Wenn Sie innerlich bereit sind, sich zu entspannen, dann suggerieren Sie sich die folgenden Sätze.

Ich bin entspannt und locker ...
Durch meine Gelöstheit fühle ich mich auch wohlig
    warm ...
Meine Ruhe wird innerlicher und tiefer ...
Gedanklich gehe ich zu meinem Busen ...
Ich fühle ihn weich und entspannt ...
Falls Sie Ihren Busen verloren haben:
Ich spüre, dass ich meine Narbe als zu mir gehörig
    akzeptieren muss, anstelle ihr auszuweichen ...
Dieses Lernen fällt mir schwer, aber es wird mir
    gelingen ...Ich habe Verständnis für mich,
    dass ich für diese Neuorientierung viel Zeit
    brauche ....
Wie könnte ich mich meinem Busen täglich bewusst
    zuwenden?

Ich bin bereit, ihn ebenso sorgfältig zu pflegen wie
    meine Hände oder Zähne ...
Dies lässt in mir ein intensiveres Empfinden des
    Frauseins entstehen ...
Ich freue mich über mein bewussteres
    Weiblichkeitsempfinden ....

Was der Busen in der Partnerschaft bedeuten könnte

Welche positive, erotische und psychische Bedeutung kann der Busen in der Partnerschaft einnehmen? Falls Sie sich in Ihrem Sexualleben unbehaglich fühlen, sollten Sie mit Ihrem Partner darüber sprechen. Wenn er bisher Ihren Busen nur als erotischen Stimulus erlebt hat, liegt es an Ihnen, ihm psychisches Empfinden wie beispielsweise Verschmelzung zu vermitteln. Auch können Sie ihm Ihr Zärtlichkeitsbedürfnis kundtun, indem Sie ihn an nicht erogenen Körperzonen streicheln. Offen darüber reden, was Sie wirklich fühlen, vermeidet Missverständnisse, die kränkend sein können.

Wenn Ihr Busen versehrt ist oder Sie ihn gar verloren haben: Der Busen darf nicht den Stellenwert einnehmen, dass Sie glauben, Sie seien ohne ihn bzw. mit einem Makel nicht mehr begehrenswert. Er verkörpert nur eines von vielen Merkmalen, um Ihre Attraktivität zu steigern. Lassen Sie Ihre Entstellung nicht zur Kluft werden, indem Sie sich nicht mehr nackt zeigen oder körperlicher Berührung ausweichen.

Und an den männlichen Leser gerichtet: Gehen Sie behutsam auf Ihre Partnerin zu, falls ihr Busen operiert worden ist, und liebkosen Sie die verletzte Körperstelle besonders häufig und zart.

5 Du hast Krebs

Es ist erschütternd, wie viele Missverständnisse zwischen Lebenspartnern während einer Krebskrankheit entstehen. Allerdings haben diese falschen Interpretationen in anderer Form schon vor der Krankheit bestanden. Meist vertiefen sie sich aber im Ausnahmezustand der Konfrontation mit der Krankheit. Vieles bleibt unausgesprochen. Als Folge wird fehlspekuliert und falsch wahrgenommen. Je unbewusster und unnatürlicher unsere Lebensweise ist, desto hilf- und ratloser verhalten wir uns in Ausnahmesituationen. Was unausgesprochen ist und unterdrückt wird, wandelt sich jedoch in negative, zerstörende Energie und Depression.

Sich gegenseitig dem anderen seelisch zu öffnen, ermöglicht dem Gegenüber wieder Innigkeit und lässt neue Wege der gegenseitigen Anteilnahme aufzeigen. Viele Partner werden durch die Krankheit wachgerüttelt, sich wieder näherzukommen. Sie haben sich auseinandergelebt oder daran gewöhnt, nebeneinanderherzuleben, ohne sich gegenseitig zu spüren. Die Chance, wieder aufeinander zuzugehen, den schwierigen Weg gemeinsam einzuschlagen, ist das Anliegen dieses Kapitels.

Damit Sie sich in die Situation eines Kranken einfühlen können, stellen Sie sich einmal vor, wie es wäre, wenn Sie selbst mit einer Krebsdiagnose konfrontiert würden. Wesentlich wäre in diesem Augenblick, sich stets darüber bewusst zu bleiben, dass jeder Krankheitsverlauf einmalig ist und Sie als Kranker die Krankheit hätten – und nicht umgekehrt. Diese Sichtweise ist deshalb von Bedeutung, weil Sie sich niemals dem Krebs ausliefern dürfen, auch als Angehöriger nicht, und sich stets in Erinnerung rufen müssen, dass jeder – auch Sie – die Möglichkeiten für heilsamen Einfluss besitzen. Darüber hinaus ist es wichtig, Prioritäten zu setzen. Auch dies gehört zu den konkreten Einflussmöglichkeiten. Ein dermaßen aus dem Gleichgewicht geratener Organismus wie der, der Krebs entwickelt, wartet nicht, bis wir uns Zeit nehmen, sich ihm zu widmen. Sie und Ihr kranker Angehöriger müssen es *jetzt* tun.

Sie dürfen als Begleiter eines Krebskranken niemals außer Acht lassen, dass der Patient oft so entkräftet ist, dass Sie vorübergehend bestimmte Initiativen ergreifen müssen, die Sie sonst ihm überlassen würden. Fragt er beispielsweise bei Unklarheiten aufgrund seiner Verfassung nicht nach, müssen Sie dies tun, um unnötigen Missverständnissen bei Ärzten und Pflegepersonal vorzubeugen. Denn Vermutungen veranlassen zu Fehlinterpretationen, die dann meist zu Ungunsten des Kranken ausfallen.

Auch was Ihre Beziehung, Ihren Alltag und Ihr Zusammenleben betrifft, sind Sie wahrscheinlich energetisch in einer besseren Verfassung, als dies ein Kranker nach einer

Operation, während einer Chemo- oder Bestrahlungstherapie sein wird. Oft ist die physische Schwäche des Kranken auch mit Mutlosigkeit, Lustlosigkeit, Pessimismus oder Überdruss gekoppelt.

Auch im Bereich der seelischen Pflege kann es dazu kommen, dass Sie initiativer als sonst werden müssen, vor allem, wenn es darum geht, beispielsweise über körperlichen Zerfall, Entstellung oder über die Angst vor Schmerzen zu reden und sich damit auseinanderzusetzen. Seien Sie stets wachsam, was den Energiezustand des Kranken betrifft. Gehen Sie behutsam vor, wenn Sie ihn durch Aktivitäten ablenken wollen. Fallen Sie aber auch nicht ins andere Extrem, indem Sie ihn bevormunden und überfürsorglich werden. Er fühlt sich krank einerseits noch schwächer, andererseits kann er Ihre Überfürsorglichkeit auch als Mutlosigkeit Ihrerseits interpretieren.

Bei allem, was bisher über die Situation »Du bist krank« gesagt wurde, soll jedoch nicht vergessen werden, dass auch Sie sich selbst regelmäßig Zuwendung geben müssen. Dass Sie regelmäßig auftanken, ist die Voraussetzung dafür, wenn Sie dem Kranken optimal beistehen wollen.

In einem ersten Schritt nehme ich deshalb Begriffe unter die Lupe, die beim Begleiten regelmäßig zu schaffen machen, aber aus Ratlosigkeit verdrängt werden. Es handelt sich dabei um *Schonung, Problemflucht, Depression, Hoffnung, vermeintliche Ablenkung* und *allgemeinen Pessimismus.* Danach greife ich Alltagssituationen auf, in der Hoffnung, dass ich Ihnen aus dem Herzen spreche. Darüber hinaus vermittle ich Ihnen Impulse, damit Ihre gemeinsame Lebensqualität den Umständen entsprechend gut ist.

Bevor ich zu den genannten Themen übergehe, zitiere ich Worte von Judith N., die bei aller Schwere eine positive Realität poetisch ausgedrückt hat:

> »Jemand hört dir zu,
> versteht dich,
> fühlt mit dir,
> steht dir bei.
> Meist kommen sie unerwartet,
> scheinbar aus dem Nichts –
> die Engel.
> Es müssen nicht Wesen mit Flügeln sein –
> die Engel.
> Ich kann es dir und du kannst es mir sein –
> ein Engel.«

Was kann ich für dich tun?

Wann Schonung sinnvoll ist

Wir dürfen Schonung nicht missbrauchen, um uns nicht konfrontieren und auseinandersetzen zu müssen. Wir sollten auch den erschreckenden Gedanken an einen möglicherweise absehbar eintretenden Tod nicht verdrängen.

Sobald wir irgendwelche direkten oder – sehr oft – indirekten Signale von Patienten erhalten, dass sie sprechen möchten, dann dürfen wir weder uns noch sie selbst schonen. Wenn Sie zu denen gehören, die befürchten, mit Reden Hoffnung zu zerstören, sich darum sprachlos, hilflos und wie gelähmt fühlen, dann nehmen Sie den Kranken stumm in Ihre Arme. Halten und Gehaltenwerden kann Tränen auf beiden Seiten auslösen. Es kann aber auch sein, dass der Patient Sie zurückstößt. Tut er dies, dann dürfen Sie dies nicht als persönliche Ablehnung interpretieren. Seine Abwehr kann Angst vor einem Gefühlsausbruch sein. Sowohl erlösende Tränen als auch Ablehnung, die nicht auf das Du bezogen ist, sind mögliche Reaktionen.

Schonung im wahrsten Sinne ist angebracht, wo es um die Wahrung der Persönlichkeitsgrenze, den Respekt vor der Intimsphäre geht. Wenn ich als Partner meine, dass ich mit dem Kranken über seinen Tod reden sollte, er mir aber entgegnet, dass er nicht möge, weil er zu müde sei, dann habe ich ihn zu schonen. Nehmen Sie seinen Wunsch nach Schweigen jedoch nicht als endgültige Bitte an. Es kann sein, dass er zu einem späteren Zeitpunkt reden möchte, sein Bedürfnis aber nicht mehr anbringen kann, weil er sich erinnert, das Gespräch abgeblockt zu haben. Wenn Sie sich gedrängt fühlen, über den Abschied zu reden, dann sprechen Sie ihn behutsam darauf an. Gehen Sie aber auf jeden Fall auf den Wunsch des Patienten ein, wenn er über das Thema Sterben reden will.

Wenn Schonung für Sie ein Thema ist, können Sie sich Folgendes fragen:

- Mache ich mir selbst etwas vor, wenn ich den Kranken schonen will?
- Will ich »es« selbst nicht wahrhaben?
- Vergegenwärtige ich mir immer wieder die Gefahr der Fehlinterpretation?
- Frage ich genügend nach, wenn ich unsicher bin?
- Denke ich daran, dass ich momentan mehr Kräfte zur Verfügung habe als der Kranke und dass ich über meinen Schatten springen muss?

Vor der schrecklichen Realität fliehen

Die Grenzen zwischen Problemflucht und Schonung sind fließend. Es ist anzunehmen, dass die Flucht vor Problemen nicht erst bei einer Erkrankung einsetzt. Viel wahrscheinlicher ist, dass sie schon vorher in der Beziehung bestanden hat. Wenn dem so ist, dann kann Krankheit auch zur Chance in der Beziehung werden. Wir dürfen nicht unterschätzen, wohin Problemflucht führen kann. Wenn Ihr Partner krank sein sollte, dann setzen Sie jetzt Prioritäten. Widmen Sie sich ihm in gesundem Zeitrahmen. Wenn Sie alles stehen und liegen lassen, ist es möglich, dass Sie ihn entmutigen, dass er daraus schließt, Sie hätten ihn aufgegeben. Es ist erleichternd, über solche Unsicherheiten zu reden. Fragen Sie Ihren Partner, wie viel er an Zuwendung wünscht, fragen Sie ihn, wie er sich unter den Umständen am wohlsten fühlt. Hat er das Bedürfnis, allein zu sein? Gestalten Sie Ihre Zeit so, dass Sie niemals denken müssen: »Hätte ich doch ...« oder »Warum habe ich nicht ...?«

In allen Lebensbereichen hat Flucht innere Getriebenheit zur Folge. Sich mit den Problemen und der Krankheit auseinanderzusetzen, bewirkt innere Ruhe, ermöglicht Geborgenheit und Harmonie in der Partnerschaft.

Wenn Sie vor der Realität fliehen wollen, können folgende Fragen hilfreich sein:

• Mache ich mir Dringlichkeiten vor, die gar nicht so dringlich sind?
• Fliehe ich aus der Angst, weil ich den möglicherweise tödlichen Ausgang nicht wahrhaben will?
• Lasse ich mich von außen zur Problemflucht verführen?

Überspielte Depression

Oft ist es schwierig, zu beurteilen, wann Kranke die angebotene Zuwendung unbewusst abwehren (zum Beispiel aus Angst vor der Rolle des Schwachen) und wann sie tatsächlich im Stich gelassen werden, wenn also die Umgebung sich zurückzieht oder Hilfe verweigert. Letzteres kommt vor, wenn sich das Umfeld an den Betroffenen als den immer Starken und Heiteren gewöhnt hat und sich nun nicht vorstellen kann, dass er jetzt schwach geworden ist. Viele Menschen, die sich über mangelnde Anteilnahme beklagen, sind sich nicht bewusst, dass sie zuvor Zuneigung immer wieder abgewehrt haben.

Lassen Sie sich vom Kranken nicht irreführen. Je aktiver, übergeschäftiger, froher der Patient sich gibt, desto hellhöriger muss der Begleitende werden. Durch außergewöhnliche Aktivitäten vermittelt sich der Kranke selbst die Illusion der Gesundheit. Auf diese Weise umgeht er die Angst vor dem Verlassenwerden. Es ist wichtig, diese Dynamik zu erkennen, denn viele Begleitende weichen der Konfrontation mit Krebs nur zu gerne aus und nehmen eine vom Kranken angebotene Ablenkung ebenso gerne an. Oft waren Kranke schon im gesunden Zustand agitiert (erregt, unruhig) depressiv. Häufige Untersuchungen zeigen auf, dass die Kluft zwischen innerer Niedergeschlagenheit und äußerer Heiterkeit das Ausbrechen des Krebses mitverursacht haben kann. Die permanente Anspannung kann dazu beigetragen haben, dass das Immunsystem zusammengebrochen ist. Im Krankheitszustand wird in Geschäftigkeit vermeintlich Halt gefunden, auf den der Patient nicht verzichten will.

Sie können bei Kranken nicht in deren Übergeschäftigkeit eingreifen, sie nicht direkt beeinflussen. Sie können aber auf Signale achten lernen und vor allem, sich nicht irreführen zu lassen. Lassen wir uns ablenken, kommt es zu den häufig auftretenden Schuldgefühlen nach dem Tod eines geliebten Menschen. Und die Hinterbliebenen quälen sich mit Fragen wie: »Warum habe ich nicht gemerkt, dass er innerlich geweint und äußerlich gelacht hat? Hätte ich doch dies oder jenes nicht unterlassen.«

Wenn Sie eine Depression vermuten, fragen Sie sich:
• Ist die Heiterkeit echt oder ein verzweifeltes Rollenspiel im Sinne eines Selbstschutzes?
• Was geht im Patienten tatsächlich vor?
• Kann ich ihn auf eine Weise ansprechen, mit der ich ihn nicht verletze?

Tabus vertiefen beidseitiges Leiden

Nach wie vor ist die Krebskrankheit verbunden mit diffusen Vorstellungen von Zellen, die den Körper zerfressen, von einem unfassbaren, heimtückischen Zerstörungsprozess. Dessen sind sich Krebspatienten nur zu bewusst. Jemandem mitzuteilen, schwanger zu sein oder einen Herzinfarkt erlitten zu haben, fällt leichter. Der Unterschied liegt in der Wertung. Krebs wird als bedrohlich erlebt und erinnert an die Möglichkeit eigener Erkrankung. Die meisten verbinden Herzinfarkt noch immer mit gesellschaftlicher Anerkennung, als Indiz für Leistung, Überarbeitung und Fleiß. Krebs jedoch ist gesellschaftlich mit keinerlei positiven Eigenschaften verbunden und deshalb als Thema tabu.

Dieses Tabu drängt Kranke in die Isolation, in Einsamkeit und Rollenspiele. Im Alleinsein entstehen dann noch mehr Ängste, weil die Zerstörungsfantasien niemandem mitgeteilt werden können. Sowohl die Ängste als auch das Rollenspiel schwächen den Kranken jedoch zusätzlich. Er fühlt sich gezwungen zu lächeln, wenn ihm nach Weinen

ist, und gerät so in einen Teufelskreis. Durch seine Krankheit fühlt er sich ohnehin schon in seinem Selbstwert geschwächt. Und durch die gesellschaftliche Tabuisierung
wird sein Selbstwertempfinden gleich nochmals gedros-
selt. Auf diese Weise drängt man ihn in die Rolle des Starken, auch wenn er diese Rolle für die eigene Illusion nicht
einmal mehr brauchen würde.

Auch wenn man gesund ist, sollte das Wort »Krebs«
ebenso wenig gemieden werden wie Infarkt, Hepatitis
oder Zahnschmerzen. Man muss sich vergegenwärtigen,
dass die Krebserkrankung nicht von vornherein mit einem
tödlichen Ausgang assoziiert werden darf. Der Kranke
sollte nicht davon abgehalten werden, das Wort Krebs auszusprechen, sondern wir sollten mit ihm in aller Selbstverständlichkeit über Behandlungs- und Pflegemöglichkeiten
reden. Gestehen Sie sich auch Ihre eigenen Ängste ein!
Wir erkranken keinen Tag früher, wenn wir darüber sprechen, genauso, wie wir keine Minute früher sterben, wenn
wir vom Sterben reden. Wenn Sie ungezwungen darüber
reden, ermuntern Sie den Kranken dadurch ebenfalls zum
Sprechen. Umgekehrt gilt: Mit Ihrem Schweigen zwingen
Sie ihn ebenfalls zum Schweigen. Gegenseitig wird das
Tabu aufrechterhalten.

Wenn ein Patient anfällig ist für Mutlosigkeit, belastet
ihn das Tabu noch zusätzlich. Horchen Sie also auf seine
Signale. Auf eine Bemerkung wie: »›Es‹ schafft mich, ich
fühle mich immer schlechter«, können Sie zum Beispiel

entgegnen: »Was stellst du dir vor, was in deinem Körper vor sich geht?« Wenn Sie hingegen beschwichtigend ausweichen, verstummt der Kranke zunehmend. Vermitteln Sie ihm deshalb die Gewissheit, dass Sie ihn nicht verlassen.

Sollten Tabus bestehen, dann fragen Sie sich:
• Gestehen Sie sich Ihre eigene Angst ein, und befassen Sie sich genügend mit ihr?
• Sprechen Sie wirklich offen, und meiden Sie das Wort Krebs nicht?
• Stellen Sie Ihre Fragen so offen, dass auch Angstfantasien vom Patienten geäußert werden können?

Hoffnung stärkt – Illusion macht einsam

»Darf ich noch Zukunftspläne spinnen oder muss ich mich auf den nahen Tod einstellen?«, fragt mich eine junge Frau nach dreijähriger Krebskrankheit und mit diffusen Metastasen. Ihre Krankheit ist weit fortgeschritten. Es gibt kein allgemeingültiges Rezept, wie vorzugehen ist, um einerseits keine Illusionen zu wecken, andererseits aber auch nicht zu entmutigen. Und doch gibt es Richtlinien. Diese sind vom Krankheitsstadium abhängig. Bei der ersten Konfrontation, unmittelbar nach der Diagnose, ist es angebracht, den Kranken vor der Einweisung in die Klinik auch dadurch zu ermutigen, indem man nicht nur den Pyjama, sondern auch Alltagskleidung einpackt. Selbst im erstgenannten Beispiel der jungen Frau müssen wir uns offen halten. Die Patientin ahnt, dass ihr Tod bald eintreten kann. Ihre Konfrontation mit der Diagnose liegt lange zurück. Der gesundheitliche Zustand kann sich jedoch in beide Richtungen entwickeln.

Ein Mensch, der bange Fragen nach der Zukunft stellt, muss zum Offensein für alle Möglichkeiten ermuntert werden. Es wäre falsch, sich auf illusionäre Zukunftsvorstellungen zu fixieren. Es ist aber ebenso falsch, sich auf den Tod zu programmieren. Die Grenze zwischen Illusion und Hoffnung ist schmal. Während sich die Illusion der Ausschließlichkeit im Sinne von »Ich werde gesund« bedient, schließt Hoffnung den unerwünschten Verlauf als Realität, welche ebenfalls positiv zu beeinflussen ist, mit ein.

Woher die Kraft zu diesem Offensein schöpfen? Vor allem aus dem Bewusstsein, dass wir alle vergänglich sind, dass wir alle sterben. Die Ungewissheit darüber, was nach dem körperlichen Tod sein wird, beängstigt die meisten. Wenn wir uns aber immer wieder, auch wenn wir gesund sind, daran erinnern, dass wir alle im gemeinsamen Boot der Vergänglichkeit sitzen, kann dies helfen, das Gefühl, allein in der Welt der Todgeweihten zu sein, mehr und mehr abzubauen. Jede Fixierung – sei sie auf das Weiterleben oder auf den Tod ausgerichtet – verursacht Anspannung, die schwächt und Kraft raubt.

Eine Antwort auf die eingangs gestellte Frage der jungen Patientin könnte sein: »Denken Sie an erfreuliche Möglichkeiten, die Ihnen ein Weiterleben bieten kann. Denken Sie ebenso an das, was Sie bereinigt haben möchten, falls Sie sterben sollten. Bleiben Sie sich aber auch bewusst, dass niemand früher stirbt, weil er seine Angelegenheiten ordnet. Unternehmen Sie für sich, was guttut. Wenn Sie dazu Menschen brauchen, beanspruchen Sie deren Gesellschaft. Bleiben Sie offen für beide Möglichkeiten.«

Ab und zu gibt es Patienten, die sich verzweifelt an Verdrängung klammern und nicht von ihrer Illusion abschweifen. Dann müssen wir uns zurückhalten. Wahrscheinlich hat dieser Mensch schon immer dazu tendiert, sich etwas vorzumachen, zu beschönigen. Er wird diese Eigenschaft nicht kurz vor seinem Tod ablegen, auch wenn gerade sie den vorzeitigen Tod mitverursacht haben kann. Einem so Gesinnten die Möglichkeit des Todes vor Augen zu halten würde die Zeit, die ihm noch zur Verfügung steht, unnötig trüben. Er hat sich für seinen Lebensstil entschieden, was wir als Außenstehende respektieren müssen.

Finden Sie heraus, ob Sie in Hoffnung oder Illusion leben:

- Sage ich Unwahres?
- Stelle ich einfühlsame Gegenfragen, zum Beispiel: »Warum fragst du?«, statt durch Ausweichen zu beschwichtigen?
- Differenziere ich die Stadien der Konfrontation, sodass ich unmittelbar nach der Diagnosemitteilung den leicht resignierbaren Patienten entmutige?

Lehnst du mich ab?

Weinend, in vorwurfsvollem Tonfall erzählt ein Mann, dass seine kranke Frau ihn jetzt ablehne. Sie hasse ihn und wolle nichts mehr von ihm wissen, denn sie sei aus dem gemeinsamen Schlafzimmer ausgezogen. Ich höre ihn in Gegenwart seiner Frau an und frage sie danach, wie sie sich in ihrem Körper fühle. »Schrecklich«, entgegnet sie. »Ich fühle mich von meinem Körper dermaßen abgestoßen, dass ich das Licht lösche, bevor ich mich ausziehe, damit ich mich nicht anschauen muss. Ich kann meinen Körper nicht ausstehen. Ich würde es nicht ertragen, wenn mein Mann ihn berühren oder nur sehen würde.«

Einerseits ist es verständlich, dass Ablehnung aufkommt gegen den abgemagerten oder den aufgedunsenen, den entstellten Körper, der kraftlos geworden ist. Daraus dürfen jedoch keine Beziehungsmissverständnisse entstehen. Ich frage nun Sie als Gesunden oder Kranken, wie Sie den kranken Körper eines geliebten Menschen empfinden. Haben Sie das Bedürfnis, ihn zu pflegen, zu liebkosen? Gleichermaßen müsste Ihre Reaktion auf den eigenen Körper ausfallen. Denn uns selbst stehen wir noch näher.

Wenn sich ein kranker Partner auch körperlich zurückzieht, müssen wir uns einfühlen in das, was in ihm abläuft, und uns nicht in die Idee verlieren, er liebe uns nicht mehr. Betont behutsam auf ihn zugehen, kann einen Gefühls- und Gesinnungswandel bei ihm bewirken. Es kann ihm helfen, sich in seiner eigenen Haut wieder ein wenig besser zu fühlen. Die Krise während der Krankheit kann im Übrigen auch in Zusammenhang mit der vergangenen, gesunden Zeit stehen. Denn viele nehmen ihren Körper nur in negativen Augenblicken von Schmerz oder Funktionsstörung wahr. Dementsprechend hilflos und fremd fühlen sie sich im Körper, wenn er krank geworden ist.

Hat sich beim anderen eine Krankheit manifestiert, dann können wir als gesunde Partner Initiativen zur Umstimmung ergreifen. Vielleicht braucht der Kranke Zeit, bis er genügend Vertrauen zu Ihnen hat, dass Sie sich nicht aus falsch verstandenem Mitleid zur Zärtlichkeit überwinden, sondern dass es Ihr Bedürfnis ist, ihn zu liebkosen. Ihr beruhigendes Streicheln entspannt ihn und lindert den Schmerz. Sollten Sie selber befangen sein, dann überlegen Sie sich, wie Sie sich in einer umgekehrten Situation fühlen würden. Fragen Sie sich, was Ihr Partner tun würde, wenn Sie krank wären, sofern er nicht ein berührungsscheuer Mensch ist. Je entspannter und gelöster ein kranker Körper ist, desto positiver kann er beeinflusst werden und auch die medizinischen Behandlungen verarbeiten.

Wenn Sie Ablehnung spüren, dann fragen Sie sich:
- Beziehen Sie die Ablehnung fälschlicherweise auf sich?
- Zeigen Sie Verständnis, und fragen Sie den Partner, wie *er* seinen kranken Körper empfindet?
- Sind Sie sich bewusst, dass, wenn Sie sich natürlich verhalten, es Ihnen vielleicht gelingen kann, ihn *für* statt gegen seinen geschwächten Körper einzustimmen?

- Fragen Sie den Partner, wie er reagieren würde, falls Sie krank wären?

Lähmender Pessimismus

Es ist erstaunlich, wie allgemein verbreitet Pessimismus trotz Wohlstandsgesellschaft ist. In so vielen Situationen wird ein Schrecken ohne Ende einem Ende mit Schrecken vorgezogen. In Wirklichkeit wissen wir alle, dass von Nichtstun nichts kommt. Wo bleibt unsere Begeisterungsfähigkeit für auszuschöpfende Möglichkeiten? Wo bleibt der Mut zum Neuanfang? Wenn unzumutbare Lebensumstände Krankheit mitbewirken – Krankheit, die als Alarm zu verstehen ist –, dann ist auch eine lethargische Lebenshaltung gefährlich. Gefahr besteht außerdem darin, sich von der negativen Lebenseinstellung anderer anstecken zu lassen. Hartnäckiger Pessimismus schleicht sich ungebeten ein. Letzterer hat die Konsequenz, dass er schwächend wirkt. Wenn das Nervensystem durch negatives Denken angespannt ist, wird auch der Körper in den vegetativ gesteuerten Funktionen geschwächt. Realistisch positives Denken hingegen bewirkt Gelöstheit des gesamten Organismus.

Was können Sie gegen Pessimismus unternehmen?
- Falls Sie eine pessimistische Person begleiten, fragen Sie sie, was diese Haltung in ihr bewirkt.
- Wenn Kranke verbissen und hartnäckig an ihrem Ne-

gativismus festhalten, müssen Sie Grenzen ziehen, sich schützen, auch wenn der andere leidend ist.

Wie kann ich dir helfen?

Es ist wichtig, dass Sie als Angehörige den Glauben und die Zuversicht auf Heilung oder zumindest Linderung in sich selbst vertiefen und dem Kranken weitervermitteln können. Auch Ihre Grundhaltung kann für den Verlauf mitbestimmend werden. Ich möchte Sie in jedem Falle ermutigen. Denn Sie haben mehr Einflussmöglichkeiten, als Sie sich vermutlich bewusst sind.

Sie über diese Chancen zu informieren, ist das Anliegen dieses Kapitels. Er ist noch »hautnaher« geschrieben als die bisherigen Abschnitte zum Thema »Du hast Krebs«. Ich spreche Sie als die Begleitperson eines schwer Krebskranken direkt an und versuche, mich sowohl in die Ihrige als auch in die Lage des Kranken zu versetzen. Lassen Sie sich bei der Lektüre nicht irritieren, weil vieles so anmutet, als ob der Patient auf jeden Fall sterben wird. Einerseits möchte ich in Erinnerung rufen, dass die Hälfte aller Krebspatienten geheilt wird. Andererseits berücksichtige ich, dass viele einen oft problemflüchtigen, oberflächlichen Lebensstil führen, der sie vor allem dann rat- und hilflos stimmt, wenn sie nicht konkret handeln können. Mit anderen Worten: Es ist das Natürlichste und zum Leben gehörend, einen Menschen auf seiner letzten Strecke optimal zu begleiten, und doch erscheint es vielen als eine kaum überwindbare Aufgabe. Vielen öffnet sich geradezu eine Kluft. All das beängstigt und lähmt mehr, als wenn es sich nur um eine vorübergehende Krankheitskrise handelt.

Dies ist der Grund dafür, warum der folgende Text vor allem Partnern von Schwerkranken aus dem Herzen spricht. In Wirklichkeit geht uns die Thematik alle an, aber wir »wollen« es nicht wahrhaben und schieben es so lange von uns, bis die befürchtete Situation uns konkret trifft. Der Leitfaden dieses Buches ist die psychische Selbsthilfe, zu der das Offenbleiben gehört. Und dies ist in Situationen, die anders als in der Vorstellung verlaufen, am schwierigsten zu verwirklichen.

Ziel ist es, dazu beizutragen, dass Sie die Zeit, die Ihnen gemeinsam zur Verfügung steht, den Umständen entsprechend optimal erleben, ja auch genießen können.

Ich lasse dich nicht allein

Um dem Leser aufzuzeigen, wie die subtile Seite des Alleinseins eines Schwerstkranken aussehen kann, zitiere ich eine Partnerin (Name geändert). »Ich spüre, dass mich etwas Undefinierbares vom krebskranken Marcel trennt. Es handelt sich nicht um eine Beziehungsspannung. Ich fühle eine Kluft zwischen uns und kann sie nicht orten. Einerseits ist mir, als wenn Marcel mich nicht an sich heranließe, andererseits meine ich, eine verhaltene Auflehnung zu spüren. In der Zwischenzeit habe ich selbst unter einem

145

Krebsverdacht gelitten, der sich im Nachhinein als nichtig erwiesen hat. Als ich Marcel den Krebsverdacht mitteile, klärt sich das Unfassbare. Jetzt sitzen wir allenfalls im gleichen Boot. Der Hafen, wo es einlaufen könnte, heißt Tod. Bevor ich mich Marcel mitgeteilt habe, bin ich durch die Straßen geirrt. Noch nie habe ich mich so einsam gefühlt wie mit dieser Ungewissheit.«

Im Folgenden wird diese Einsamkeitssituation aus der Sicht des Kranken betrachtet. Gehen wir davon aus, dass er Ihnen gegenüber seine Angst ausspricht, dann begehen Sie niemals den Fehler, ihn voreilig zu beschwichtigen oder ihn auf andere Gedanken bringen zu wollen. Stellen Sie ihm vielmehr die Frage, was für ihn das Bedrohlichste ist. Erst wenn er sich ausgesprochen hat, sollten Sie zu einer Ermunterung übergehen. Zählen Sie auf, was Sie gemeinsam zu seiner Heilung beitragen können. Den seelischen Wert dieser Anteilnahme dürfen Sie dabei nicht unterschätzen!

Gehen wir von der Situation aus, dass der Kranke verstummt, dass er sich in einem Krankheitsstadium befindet, indem ihn Todesgedanken quälen. Dann stellen Sie, wenn Sie sich selbst sicher genug fühlen, an ihn die Frage: »Wie fühlst du dich unter den gegebenen Umständen?« Falls Weinen die Antwort ist, dann nehmen Sie ihn in den Arm und streicheln Sie ihn. Wenn erstarrte Sprach- und Ausdruckslosigkeit die Reaktion sein sollte, dann könnten Sie folgendermaßen weitersprechen: »Wie wäre es für dich, wenn ich in deiner Situation stecken würde? Möchtest du spüren, wie mir zumute ist? Wenn du jetzt nicht sprechen magst, frage ich dich später wieder oder du sprichst von dir aus. Ich möchte, dass du dich von mir verstanden fühlst, mich einfühlen und mit dir gehen.«

Über die akut gewordene Todesgefahr zu sprechen, löst die Problematik der Todesangst niemals ganz. Darüber reden löst aber zumindest die totale Isolation, die uferlose Einsamkeit. Alles, was den Kranken seelisch entlastet, trägt zur Stärkung des Immunsystems bei. Wenn Sie auch dies berücksichtigen, können Sie konkret dazu beitragen, den Krankheitsverlauf positiv zu beeinflussen.

Fazit: Beschwichtigen Sie den Kranken nicht voreilig, sondern zeigen Sie Ihre Bereitschaft, auf seine Ängste einzugehen und zuzuhören. Falls er sich isoliert und schweigsam ist, richten Sie Fragen an ihn, die ihn vorstellungsmäßig in die Situation versetzen, dass nicht er, sondern Sie krank sind. Was wäre dann sein Anliegen?

Zu jedem Thema sind – wie schon in den vorangegangenen Kapiteln – jeweils Suggestionen als Selbsthilfeübungen angefügt. Sie bieten Ihnen die Chance, dass Sie sich selbst regelmäßig ermutigen, mit Zuversicht in den bevorstehenden Tag zu gehen, um sich wohler zu fühlen. Auch Ihre möglichen Einsamkeitsgefühle werden dabei angesprochen.

➤ **Nähere Anleitungen zu den Übungen finden Sie auf Seite 223.**

Ich bin entspannt und locker …

Meine Ruhe vertieft sich mehr und mehr …

Ich lenke diesen momentanen Zustand, nicht er mich …

Ich spüre die Wirkung dieser Einstellung: Stärke durch mich …

Ich traue mir die Bewältigung der jetzigen Lage zu, weil ich offen und ehrlich zu mir bin …

Ich stelle mich allem Schweren, was auf uns zukommt …

Es wird mir so viel auferlegt, wie ich tragen kann, auch wenn es manchmal schwer fällt, daran glauben zu können …

Ich lasse dich in deiner Einsamkeit nicht im Stich …

Ich habe den Mut, dich anzusprechen, auch wenn es für mich unangenehm ist, ich über meinen Schatten springen muss …

Ich versuche, mich einzufühlen, wie mir in dieser Einsamkeit wäre …

Ich habe den Mut, dich zu halten, auch wenn du es zunächst nicht annehmen kannst, sogar ablehnst …

Ich versuche zu fühlen, wie dieses Halten für mich wäre, wenn es mir schlecht ginge …

Ich respektiere deine Grenzen …

Ich bleibe bei dir, wenn du es wünschst …

Ich bleibe bei dir, was immer auf uns zukommen mag …

Kehren Sie in Ihren Alltag zurück, und tun Sie etwas, was Ihnen guttut. Was könnte es sein? Bemühen Sie sich, etwas zu finden, so wie Sie sich für jemanden bemühen würden, den Sie lieben.

Verzweiflung blockiert

Erkrankte werden immer wieder mit Schreckensbildern konfrontiert, zu denen sich auch noch ungebetene Gedanken mischen, wie zum Beispiel: »Ist dies mein letzter Geburtstag?« Visionen quälen wie: »Ich lese meine eigene Todesanzeige in der Zeitung.« »Ich schaue zu, wie mein Sarg zu Grabe getragen wird.« Meist sind es unausgesprochene diffuse Vorstellungen über die letzte Leidenszeit. Die meisten Angehörigen sind selbst so voller Angst über die ungewisse Zukunft und darüber, den Kranken zu verlieren, dass sie voreilig abzulenken versuchen, wenn der Kranke von seinen Bildern sprechen will.

Falls auch Sie als Begleiter von Schreckensbildern geplagt werden, dann sollten Sie sich bei jemand Vertrautem oder bei einer Fachperson aussprechen. Befreien Sie sich von diesen Bildern, denn sie verbrauchen unnötig Energie und schwächen Sie. Hinzu kommt, dass Sie Ihre Angst auf den Kranken übertragen, auch wenn Sie kein Wort darüber äußern. Je näher Sie sich innerlich stehen, desto mehr kann Ihre psychische Verfassung den Krankheitsverlauf indirekt mitbestimmen – sowohl positiv als auch negativ. Wenn Sie sich unter den gegebenen Umständen wohlfühlen und sich von Ballast wie Horrorvisionen befreien können, wirkt sich dies auch auf den Kranken aus. Diese Überlegungen dürfen bei Ihnen jedoch nicht den zusätzlichen Druck bewirken, Sie müssten positiver fühlen können, sondern sie sollen Sie ermutigen, auch für sich zu sorgen.

Was den Patienten und seine Schreckensbilder betrifft: Fragen Sie ihn in einem geeigneten, ruhigen Augenblick, wie er sich unter den gegebenen Umständen fühlt. Die Formulierung »Unter den gegebenen Umständen« wird im gesamten Buch wiederholt erwähnt. Diese Formulierung ist wichtig, weil sich der Kranke dadurch eher verstanden fühlt, als wenn er direkt angesprochen wird mit: »Wie geht es dir?« Diese Frage erzürnt oft, denn es ist naheliegend, dass es ihm schlecht geht. Fragen Sie weiter, ob er Zukunftsvorstellungen hat. Antwortet er mit den erwähnten Schreckensbildern, dann motivieren Sie ihn sanft weiterzusprechen. Fragen Sie ihn auch, sofern Sie dazu bereit sind, was Sie zum Angstabbau beitragen könnten. Denkbar ist das Versprechen, den Kranken bis zum Tod daheim zu pflegen oder keinesfalls unter menschenunwürdigen Umständen am Leben zu erhalten, sofern er dies wünscht. Dies sind mögliche Beispiele, doch jeder fühlt anders, auf jeden muss individuell eingegangen werden.

Ist Ihr Patient nicht gewohnt zu sprechen, kann er es nicht, dann wiederholen Sie in großen Abständen und zu verschiedenen Tageszeiten Ihre Fragen. Die angstvollste Zeit ist die Nacht. Menschen, die wegen Schmerzen schlaflos liegen, werden oft von überdimensionalen Sorgen und Fantasien heimgesucht. Sprechen Sie ihn auch auf das Schlafen an.

Helle, leichte Musik beim Einschlafen, vor dem Schlafengehen am offenen Fenster tief atmen oder ein entspannendes Bad können die Schlafqualität und damit die Regeneration verbessern.

Hat der Kranke sich über seine quälenden Gedanken geäußert, ist aber schon einige Zeit verstummt, dann ermuntern Sie ihn im Sinne von: »Versprich mir bitte, dass du dich nicht weiter von Horrorvisionen quälen lässt, indem du sie hinunterschluckst. Befrei dich von ihnen, denn ich nehme an, dass du dies umgekehrt von mir auch wünschen würdest.« Das Gespräch über Angstfantasien wirkt langfristig erlösend, doch kurz danach kann es aufwühlen und die Stimmung zunächst überschatten. Wenn Sie eine Möglichkeit sehen, dann tauchen Sie in solchen Augenblicken mit dem Kranken in eine helle Atmosphäre ein, zum Beispiel in erfreuliche Erinnerungen. Fotos können dies erleichtern. Danach könnten Sie harmonische, lichte Musik hören und dabei schweigen. Absichtlich ist diese Reihenfolge empfehlenswert, weil durch anfängliches Schweigen das Aufgewühltsein noch vertieft werden kann. Auf die vorgeschlagene Weise werden schöne Erinnerungen vordergründiger, die eine lichtvollere Stimmung entstehen lassen.

Angstbilder sollen zugelassen, weder verdrängt noch hinuntergeschluckt werden, doch wir dürfen uns auch nicht in sie hineinsteigern. Wie kann man mit ihnen umgehen, wenn sie ungebeten und unkontrollierbar auftauchen? Eine

Möglichkeit, sie anzugehen, besteht darin, dass man sich innerlich distanziert, indem man sie personifiziert und mit ihnen Zwiesprache hält, etwa so: »Ihr seid nicht willkommen, weil ich mich nicht mehr ausgeliefert fühle, denn ihr seid nur Ausdruck eines hilflosen Ichs, welches für mich nicht mehr zutrifft. Ich habe diese Krankheit, die ich mit beeinflussen kann, nicht sie hat mich in ihrer Gewalt. Ich helfe mir selbst.« Es mag sein, dass Sie dieses Vorgehen befremdlich, kindisch oder komisch anmutet. Diese Form ist meist ungewohnt, doch bei häufigem Wiederholen kann sie gut zu innerer Distanz verhelfen.

Fazit: Fragen Sie nach Angstfantasien, und gestehen Sie sich ein, wenn auch Sie selbst welche plagen. Suchen Sie nach einer Möglichkeit, sie loszuwerden.

Unterbreiten Sie die Version der inneren Distanzierung über die obengenannte Personifizierung auch dem Kranken, und rufen Sie immer wieder in Erinnerung, dass er sich gefühlsmäßig nicht ausliefern darf. *Er* muss die Situation steuern, nicht sie ihn. Gewiss gibt es Zeiten, in denen dies besonders schwierig umzusetzen ist. Deshalb wäre es sinnvoll, die folgenden Suggestionsübungen unermüdlich zu wiederholen.

Ich bin entspannt und innerlich gelöst …
Meine Ruhe vertieft sich mehr und mehr …

*Ich lenke diesen momentanen Zustand, nicht er lenkt
mich ...*
*Ich spüre die Wirkung dieser Einstellung.Sie stärkt
mich ...*
Ich stelle mich allem Schweren, was uns trifft ...
*Es wird mir nur so viel auferlegt, wie ich tragen kann,
obwohl es manchmal schwer fällt, daran zu
glauben ...*
*Ich begegne meinen bangen Fantasien immer über ein
Zwiegespräch ...*
*Wenn sie verstärkt kommen, dann ist es deshalb, weil
ich erschöpft bin ...*
Sie sind keine Realität ...
Ich sehe sie durch dunkle Gläser ...
*Wenn ich aufgetankt und befreiter bin,seid ihr
überflüssig ...*
Ich tanke von jetzt an regelmäßig auf ...
*Die gleichen Überlegungen und Vorgehensweisen
übermittle ich dir ...*
*Es gelingt mir, dies natürlich und selbstverständlich zu
vermitteln ...*
Wir werden beide befreiter ...
*Wir werden sie los und wieder offen für helle,
realistische Bilder ...*

Vielleicht tut es Ihnen im Anschluss gut, wenn Sie Musik hören und in den Wohnräumen einen aufhellenden, erfrischenden Duft verströmen lassen? Tun Sie es für Sie beide.

Aggression ist natürlich, doch wie lässt sich damit umgehen?

Dieses Thema wurde im Kapitel über Ablehnung schon angedeutet. Im Folgenden gehe ich detaillierter darauf ein. Aggressionen bei schwerer Erkrankung können verschiedene Ursachen haben.

Körperlich bedingte: Nebenwirkungen von Medikamenten, geschwächte Nerven als Folge von Schmerzen, Übermüdung wegen Schlaflosigkeit, Hungerzustand im Zusammenhang mit der Chemotherapie.

Psychisch bedingte: Ohnmachtsgefühl gegenüber dem Zerstörungsprozess im Körper, sich ausgeliefert fühlen wegen der Pflegebedürftigkeit und weil man auf Hilfe angewiesen ist. Auflehnung gegen die Ungerechtigkeit des Schicksals und damit verbundene, meist hinuntergeschluckte Wut auf die Gesunden.

Wie lässt sich damit umgehen? Je mehr sich eine Person anstrengt, einen korrekten Lebensstil zu führen, desto mehr wird sie von einer Krankheit erschüttert, die sie überfällt und allmählich zerstören kann. Gewiss lässt sich dies durch Selbstdisziplin entscheidend beeinflussen, doch die Tatsache des Außer-Kontrolle-geraten-Seins, das Abhängigkeitsgefühl überwiegt. Diese Ohnmacht und Hilflosigkeit, auch Machtlosigkeit, spiegeln sich auch oft in aggressivem Verhalten.

Der Betroffene kann sich daran gewöhnt haben, seine Verfassung durch Bemühen, auch Verzicht, im Griff zu haben. Nun wird er unerwartet mit dem Unüblichen konfrontiert, dass sein Wille allein nur bedingten Erfolg zeigt. Dieses Fremde, ihn Verunsichernde, löst oft Aggression und Auslieferungsgefühle aus, denn der überdurchschnittlich Willensorientierte ist meist betont autonom und eigenständig. Hilfs- und Pflegebedürftigkeit überfordert ihn, er erlebt dies als Demütigung. Die Demütigung jedoch empfindet jeder als Schwäche und als Versagen. Dies wiederum kann sich im Alltag als Aggression niederschlagen.

Aggression als Hadern mit dem Schicksal hängt mit der Persönlichkeitsreife, der Fähigkeit zu relativieren und mit der vorausgegangenen Lebensgeschichte zusammen. Je mehr der geistige Horizont auf die eigene Existenz beschränkt ist, desto eher läuft der Überrumpelte Gefahr, über Schicksalseinbrüche zu hadern. Die auf sich selbst beschränkte Sichtweise verunmöglicht zu relativieren, was unsere Vergänglichkeit anbelangt. Gelingt uns Letzteres, können wir das Sterben als Naturgesetz akzeptieren lernen.

Ein weiterer Aggressionsaspekt betrifft Unzufriedenheit mit sich selbst. Wer mit seiner Geschichte unzufrieden ist, kann nicht sterben, weil er nachholen muss, was er versäumt hat. Je intensiver und bewusster wir leben, desto eher können wir den Gedanken des Sterbens zulassen.

Was vorbei ist, war reich und erfüllt. Wenn Ihr Partner ein Mensch ist, der vieles versäumt hat, müssen Sie dies akzeptieren lernen. Lassen Sie sich von seiner Unzufriedenheit weder anstecken noch hinein- und mitreißen.

Wie können Sie nun damit umgehen, wenn Sie vom Erkrankten mit Aggression konfrontiert werden? Grundsätzlich zu empfehlen ist, nur in ausgeglichener Stimmung über Angelegenheiten zu sprechen, die zu Missverständnissen führen können. Aggression verführt oft zu unverhältnismäßigen Streitgesprächen, Ausfälligkeiten, Vorwürfen, Anklagen und gegenseitiger Verletzung.

Sprechen Sie den Kranken auf seinen gereizten Gemütszustand wie folgt an: »Hat deine Verstimmtheit mit mir zu tun? Wenn nicht, was kann ich dazu beitragen, um dir deine Situation zu erleichtern? Hilft es dir, wenn ich dich immer wieder daran erinnere, wie es umgekehrt wäre, wenn ich von dir abhängig wäre? Ich versuche, mich in dich einzufühlen, versuche nachzuvollziehen, wie mir zumute wäre, wenn ich so willensstark wäre, wie du es bist. Es muss für dich sehr schwierig sein. Wie erlebst du die Auslieferung an Hilfe und Körper?«

Der Kranke soll sein Hadern mit dem Schicksal verbalisieren können, ohne abgeblockt zu werden. Zeigen Sie Verständnis. Alles, was Sie und ihn erfreut, Ihnen guttun kann und jetzt verwirklicht werden kann, sollten Sie ergreifen. Ich denke dabei auch an Reisen, sofern es der körperliche Zustand zulässt. Gönnen Sie beide sich auch Materielles, wenn es Sie aufmuntern kann. Erinnern Sie sich an die Worte Luthers: »Auch wenn morgen die Welt unterginge, würde ich heute einen Apfelbaum pflanzen.«

Was die Nebenwirkungen von Medikamenten und die Folge von Schmerzen angeht, erinnern Sie sich immer wieder daran, dass Zusammenhänge zwischen Seele und Körper bestehen, dass sie sich gegenseitig bedingen und es darum möglich ist, dass Aggression sporadisch auftritt und so rasch wieder vergeht, wie sie aufgetaucht ist.

Welche Schritte können im Umgang mit der Aggression des anderen helfen? Versuchen Sie, die Ursache für die Verstimmung zu verstehen, dann über bestimmte Fragestellungen sie auch ihm bewusst zu machen. Bieten Sie Hilfe an, indem Sie zuhören. Sollte der Kranke jedoch ausfällig werden und Sie verbal verletzen, dann ziehen Sie klare Grenzen! Krankheit darf nicht zum legitimen Anlass für Verletzung werden.

Fazit: Falls Aggression beim Kranken besonders häufig auftritt, dann betrachten Sie sie nicht als Ausdruck seiner Beziehung zu Ihnen, sondern als Reaktion auf seine Gefühle von Ohnmacht und Ausgeliefertsein. Je stärker der Kranke in seinem Leben stand, desto mehr macht ihm seine Hilfsbedürftigkeit zu schaffen.

Wenn der Kranke aggressiv ist, weil er mit seinem Leben unzufrieden ist, versuchen Sie sich innerlich abzugrenzen, sich von seinen bitteren Gefühlen zu distanzieren, denn es ist vergeudete Energie. Sprechen Sie den Aggressiven nur im geeigneten Augenblick auf seine Unbeherrschtheit an. Ermuntern Sie ihn im weitesten Sinne, unangenehme Gefühle zu formulieren, statt sie hinunterzuschlucken, denn dadurch werden sie in Aggression oder Depression umgewandelt. Die folgende Übung hilft Ihnen, sich zu stärken.

Ich bin entspannt und innerlich gelöst ...
Meine Ruhe vertieft sich mehr und mehr ...
Ich lenke diesen momentanen Zustand, nicht er lenkt
 mich ...
Ich spüre die Wirkung dieser Einstellung. Ich werde
 stärker durch mich ...
Ich stelle mich allem Schweren, was uns trifft ...
Ich bringe deine Aggression nicht mehr mit unserer
 Beziehung in Zusammenhang ...
Ich verstehe sie als Folge deiner Krankheit, deines
 Leidens ...
Ich lasse deine Verletzungen nicht an mich heran ...
Ich grenze dich ruhig, aber bestimmt ab ...
Wie wäre dir zumute, wenn ich so zu dir wäre?
Ich frage dies, um mich zur Abgrenzung zu ermutigen ...
Ich grenze dich unserer Liebe wegen ab ...
Ich will dadurch herzliche Gefühle aufrechterhalten ...
Ich bin zuversichtlich, dass wir beide mit deiner
 Aggression umgehen lernen, sodass wir uns wohl
 miteinander fühlen ...

Kehren Sie in Ihren Alltag zurück, und überlegen Sie, was Sie jetzt für sich tun wollen. Schieben Sie es nicht hinaus.

Deine seelische Veränderung

Haben Sie schon eine schwere physische Krankheit durchstehen müssen, während der Sie auch von Ängsten aus anderen Lebensbreichen als die des Körpers geplagt wurden? (Stellenverlust, finanzielle Misere etc.) Die Anfälligkeit dafür ist die Folge einer generellen Erschöpfung und kann sich auf Bereiche wie Beruf, Beziehung und Alltagsbewältigung ausdehnen. Dieses Beispiel zeigt auf, welche Wechselwirkung zwischen Körper und Psyche besteht. Ein psychisch erschöpfter, resignierter Mensch erkrankt physisch eher als ein glücklicher, erfüllter Mensch. Dies ist unter anderem durch den Zusammenhang zwischen Psyche, Nervensystem und Immunsystem erklärbar. Die Situation kann jedoch auch umgekehrt sein. Wer physisch erkrankt, verändert sich meist auch psychisch. Warum, werden Sie sich fragen.

Je sensibler und differenzierter eine Person ist, desto mehr verändern große Ereignisse ihr Wesen. Wertvorstellungen werden verlagert. Was wichtig erschien, kann bedeutungslos werden. Neue Dimensionen tauchen auf. Todeskonfrontation bewirkt meist intensivere Bewusstheit und Sensibilisierung für die »kleinen« Dinge. Im üblichen Alltag bleibt meist wenig geistiger Raum und Zeit für »Kleines«, für Unwichtiges. Beispiele für dieses Unwichtige sind die Selbstverständlichkeit, dass der Körper funktioniert, Zuwendung zu bekommen oder der Zauber von Naturereignissen wie das Glitzern eines Tautropfens in einem Blütenkelch. Todeskonfrontation durch Krankheit führt zu intensiverer Wahrnehmung.

Einerseits geht es in diesem Kapitel um psychische Veränderung durch Krankheit. Andererseits geht es um psychische Veränderung, die von der Umgebung illusorisch erwartet oder erhofft wird. Damit ist gemeint, dass ein bislang wortkarger Partner plötzlich über sein Befinden reden und sich mitteilen soll, wenn er gefragt wird. Eine andere Erwartung kann sein, dass jemand, der bisher Unangenehmes verdrängt hat, sich der Unberechenbarkeit des Zerstörungsprozesses durch Krebs und den Tod offen und ehrlich stellen soll.

Vielleicht müssen Sie lernen zu akzeptieren, dass sich Ihr kranker Partner verändert hat und sollten ihm zum Beispiel behutsam Hilfe anbieten. Wie dies genau aussehen kann, ist von der Situation und vom Kranken abhängig: Es gibt Patienten, die das Bedürfnis haben, allein zu sein, wenn es ihnen schlecht geht. Sie wünschen, in sich zu gehen, statt abgelenkt zu werden oder der Umgebung beweisen zu müssen, wie stark sie sind. Vielen wird dann jedoch von außen unbeholfen und kurzsichtig zugeredet, dass sie mehr unter die Leute gehen und dies oder jenes unternehmen sollten, um sich auf andere Gedanken zu bringen. Dieses »Gutmeinen« verletzt oft mehr, als es heilt.

Der Kranke fühlt sich unverstanden und hat oft auch den Eindruck, dass sein Zustand überschätzt und nicht ernst genommen wird. In Wirklichkeit spürt er intuitiv und am besten, dass er seine Kraft für den Heilungs- oder Linderungsprozess braucht.

Nur er kann beurteilen, wann es zu viel Energie von ihm zehrt, wenn er sich zur Aktivität aufrafft, und er eher eine Ruhezeit braucht. Kranken, die an ein aktives Leben gewöhnt sind, fällt das Nichtstun von sich aus schon schwer und sie sollten darum nicht von außen verführt werden, ihre Kraft zu forcieren.

Sinnvoll helfen können wir jedoch auch, indem wir dem Betroffenen zeigen, dass seine Ungeduld und seine Wut auf den Körper Kraft zehren und eine Einstellungsänderung Positives bewirken kann. Statt auf den kranken Körper wütend zu sein, lehren Sie den Kranken, einen neuen psychischen Mechanismus zu entwickeln. Ein fürsorgliches Empfinden für den Körper tritt an die Stelle von Wut, die sich gegen den Körper richtet. Das Fragen, was guttun könnte, nimmt von nun an den gewohnten Raum der Wut ein, welche den Organismus verspannt und die Schmerzen vertieft. Wie schon angedeutet, ist der Wunsch, dass ein schweigsamer Mensch sich als Kranker plötzlich mitteilen soll, nachvollziehbar, aber illusorisch.

Patienten, die den Schweregrad ihrer Krankheit hartnäckig verleugnen und schon immer dazu tendierten, sich von Unangenehmem abzulenken, sollten nicht gewaltsam damit konfrontiert werden. Ich denke dabei in erster Linie an alte Menschen. Wenn sich jemand an den Gedanken klammert, dass es ein Hexenschuss sei, obwohl es sich um Rückenmarksmetastasen handelt, sollte nicht aufgeklärt oder belehrt werden.

Generell gilt, dass eine seelische Veränderung bei der Krebserkrankung mit großer Wahrscheinlichkeit zu erwarten ist. Verläuft diese negativ, dann beziehen Sie sie nicht gleich auf sich. Versuchen Sie, sie nach Möglichkeit objektiv zu betrachten, suchen Sie auch nach innerer Distanz zur Problematik, nicht nach Distanz zum Kranken. Das ist nicht gefühlskalt, sondern realistisch. Überlegen Sie, inwieweit es angebracht ist, darüber zu sprechen. Manchmal geht es aber eher darum, nonverbal Verständnis zu signalisieren.

Fazit: Todeskonfrontation verändert das Wesen, wie es meist jedes gravierende Ereignis tut. Falls sich diese Veränderung überschattend auf Sie auswirken sollte, sprechen Sie den Kranken zu einem geeigneten Zeitpunkt darauf an – dann, wenn Sie beide möglichst ausgeglichen sind.

Erwarten Sie von einem Schweigsamen nicht, dass er offener und mitteilungsbedürftiger wird, und von jemandem, der verdrängt, nicht, dass er sich ohne Weiteres mit der schweren Realität konfrontiert. Ermuntern Sie zu Einstellungsänderung, wenn sich seine seelische Veränderung in Wut gegen den Körper richtet. Der Körper ist zum Sündenbock geworden, doch Heilkräfte entstehen eher, wenn wir uns dem Körper liebevoll zuwenden, statt ihn durch Ablehnung zusätzlich zu belasten. Unterstützen Sie sich mit folgender Übung:

Ich bin entspannt und locker ...
Meine Ruhe vertieft sich mehr und mehr ...
Ich lenke diesen momentanen Zustand, nicht er lenkt
mich ...
Ich spüre die Wirkung dieser Einstellung. Ich erstarke
durch mich ...
Ich stelle mich allem Schweren, was uns trifft ...
Ich verstehe deine seelische Veränderung aus deiner,
nicht meiner Perspektive ...
Fühlst du dich durch die Krankheit verändert?
Verbessert diese Veränderung deine Lebensqualität?
Ich zeige dir nur auf, was offensichtlich Linderung
verschafft, statt voreilig zu raten ...
Ich verstehe, dass die Veränderung deiner
Lebenssituation dich auch seelisch verändern
kann ...
Ich versuche dich loszulassen, wenn mich ein
kurzsichtiger Helferwille wieder einholt ...
Ich schlage Brücken zwischen dir und mir, indem ich
verstehen lerne und dann erst auf dich zugehe ...
Mein fassbareres Handeln stimmt mich
zuversichtlicher ...

Kehren Sie in den Alltag zurück mit etwas, was Sie beide in die Stimmung unbeschwerterer Zeiten versetzen könnte.

Dein körperlicher Abbau

Der Alterungsprozess ist für viele mit Beängstigung und Wehmut verbunden. Viele wollen diese realistische Seite des Lebens nicht wahrhaben, verleugnen sie und setzen sich unter Druck. Mit Kosmetik versuchen sie ihn zu vertuschen und machen sich damit selbst etwas vor. Beim Gesunden ist seine Vergänglichkeit der Blütezeit ein fließender Prozess. Anders erlebt es der Kranke, der einem schnellen Verlauf ausgesetzt ist. Anliegen dieses Abschnitts sind zwei Perspektiven: Was kann ich einerseits für den Patienten tun, wenn er seinen Zerfall durchstehen muss, und wie kann ich andererseits mit meinen Gefühlen bezüglich dieser Tatsache konstruktiv umgehen?

Gehen wir zunächst von der Situation aus, dass der Kranke verächtliche oder abwertende Bemerkungen über seine Erscheinung äußert. Versuchen Sie in solchen Augenblicken, nicht voreilig zu beschwichtigen oder abzulenken. Fragen Sie eher, was er in umgekehrter Situation, wenn Sie krank wären, darauf entgegnen würde? Was würde er *Ihnen* sagen?

Was nicht die äußerliche Erscheinung, sondern seine Schwäche und Kraftlosigkeit betrifft, könnten Sie ihn ermuntern, Hilfsmittel wie Gehstock, Rollstuhl, Spezialbett etc. rechtzeitig zu benutzen – nicht erst dann, wenn es nicht mehr anders geht. Rechtzeitig heißt jedoch nicht verfrüht, denn das würde den Patienten negativ programmieren und ihn auf seine Krankheit fixieren. Beim Gebrauch von Hilfsmitteln geht es darum, den geschwächten Organismus zu schonen und zu entlasten, um ihm auch die Möglichkeit einzuräumen, wieder zu erstarken. Viele Kranke investieren viel zu viel Energie dafür, sich und anderen vorzumachen, wie stark sie sind.

Ein weiterer Schritt besteht darin, die veränderte Erscheinung, ggf. Entstellung zu lindern, mit beispielsweise kosmetischer Behandlung, Haarpflege und Kleidung. Bei der Kleidung geht es darum, sie bewusst zu wählen, um sich in seiner zweiten Haut wohlzufühlen. Denn wir unterschätzen oft, wie sehr sie unsere Stimmung mitprägen kann. Helfen Sie dem Kranken herauszufinden, was ihm ein besseres Erscheinungsgefühl vermittelt. Geben Sie ihm jedoch nie das Gefühl, etwas kaschieren zu wollen, sondern ermuntern und bestärken Sie ihn darin, aus allem das Beste zu machen. Je schlechter sich ein Mensch fühlt, desto eher tendiert er dazu, negativ, das heißt gegen sich selbst zu interpretieren. Ich erinnere mich an einen jungen Mann, der glaubte, dass seine Frau wegen seiner Entstellung nicht mehr mit ihm in die Öffentlichkeit gehen wolle. Vermitteln Sie so natürlich wie möglich: Es ist so, wie es ist – was können wir tun?

Gehen wir von der Situation aus, dass der Kranke wortkarg geworden ist und Sie aus seinen Gesten spüren können, wie sehr er wegen seines Zerfalls leidet. Dies kann sich darin äußern, dass er jeglicher Berührung ausweicht, sie meidet oder ablehnt. Fragen Sie ihn behutsam, wie für ihn die physische Veränderung sei und was in ihm vorgehe. Unabhängig davon, ob er etwas darauf antworten kann, vermitteln Sie ihm, dass Sie ihn lieben, so wie er ist, und dass Sie ihn auch physisch spüren möchten. Dabei gehe ich immer davon aus, dass Sie innerlich miteinander verbunden sind.

Wie können Sie selbst Ihre Traurigkeit über den Zerfall verarbeiten? Vielleicht kann auch für Sie als Begleitperson in kritischen Augenblicken die Überlegung tröstlich sein, dass Sie die Möglichkeit eines leisen, langsamen Abschiednehmens besitzen. Der plötzlich eintretende Tod führt bei vielen Hinterbliebenen zu Schuldgefühlen, weil nichts mehr geklärt werden kann. Auch Dankbarkeit für glückliche, intensiv erlebte Zeiten kann Linderung bedeuten. Die Erinnerung ist immer noch das einzige Paradies, aus dem wir nicht vertrieben werden können. Für das gemeinsam Erlebte dankbar zu sein ist aufbauender, als sich damit zu trösten, dass es anderen noch schlechter geht. Wir lernen so eher, Licht und Schatten als eine Realität des gelebten Lebens zu akzeptieren.

Fazit: Gehen Sie so natürlich wie möglich auf den Kranken zu, um ihm die Akzeptanz seines Abbaus, seines Zerfalls zu erleichtern.

Verdrängen Sie selbst die bittere Wahrheit nicht, denn damit zwingen Sie den Kranken, den Abbau zu überspielen.

Ermuntern Sie ihn dazu, Erleichterungen anzunehmen – und nicht erst dann, wenn es nicht mehr anders geht. Erklären Sie, dass der Organismus geschont werden muss, um Heilkräfte wecken zu können. Vermitteln Sie das Gefühl, dass Sie gemeinsam aus der Situation das Beste machen wollen und dass es darum wichtig ist, darüber zu reden. Die folgende Übung hilft Ihnen dabei.

Ich bin entspannt und locker ...
Ich fühle mich ruhig und gelöst ...
Meine Ruhe vertieft sich ...
Ich lenke diesen momentanen Zustand, nicht er lenkt
*   mich ...*
Ich spüre die Wirkung dieser Einstellung. Ich erstarke
*   durch mich ...*
Ich stelle mich allem Schweren, was uns trifft ...
Ich bin voll Dankbarkeit für die Zeiten, da es dir,
*   uns gut ging ...*
Ich lerne deinen Zerfall annehmen ...
Ich bitte dich, deine Auflehnung darüber nicht
*   hinunterzuschlucken ...*
Wir suchen gemeinsam einen Weg, sie auszudrücken ...
Wenn wir der Auflehnung Ausdruck gegeben haben,
*   fragen wir uns, was wir in Anbetracht der*
*   erschütternden Realität tun können ...*
Ich unternehme alles, um dir deinen Zustand zu
*   erleichtern ...*

Vergänglichkeit ist uns allen bestimmt ...
Ich habe auch mit mir Geduld, um mich an diesen
    Zerfall zu gewöhnen ...
Ich habe Verständnis für mich, auch wenn ich mich noch
    gegen dein Leiden auflehne ...
Ich fühle, dass ich stärker werde und zuversichtlicher ...

Was könnte Ihnen und dem Kranken gerade jetzt wohltun?
Vielleicht kommt Ihnen ein persönlicher, gemeinsamer Ge-
nuss in den Sinn. Kehren Sie damit zum Kranken zurück.

Du bist hilfsbedürftig geworden

Auf Hilfe angewiesen zu sein, wird verschieden erlebt und
verarbeitet. Meist spiegelt sich darin, wie in der Zeit davor
gelebt wurde. Personen, die betont eigenständig und eigenverantwortlich waren, fällt diese oft plötzliche Abhängigkeit sehr schwer. Viele lehnen Hilfe ab, weil sie ihre Eigen-
ständigkeit, ihre Stärke und Lebenstüchtigkeit beweisen
wollen. Oft haben sie darüber hinaus Angst, angegriffen
zu werden, wenn sie weniger Überdurchschnittliches oder
Außergewöhnliches leisten.

»Ich werde damit schon allein fertig« bezieht sich vor
allem auf psychotherapeutische Hilfe. In unserer Gesellschaft bedeutet es noch immer viel, »es« allein zu schaffen.
Wie sie es schaffen, fragen sich jedoch die wenigsten. Dass
dabei das Leben sehr oft eindimensional verbracht und Lebensqualität auf der Strecke bleibt und versäumt wird, ist

ihnen nicht bewusst. Ich erwähne diese Betrachtung über das Nichtannehmen von Hilfe besonders, weil die Erwartungshaltung zum Thema Hilfe und damit verbundener Abhängigkeit oft gegensätzlich und widersprüchlich gelebt wird. Selten können Selbsthilfe, Selbstverantwortung im richtigen Maß und gleichzeitig Hilfe von außen zum richtigen Zeitpunkt und im richtigen Umfang angenommen werden. Die einen beharren stur auf ihrer Autonomie, während andere primär auf Hilfe von außen warten und die Verantwortung für ihr Befinden anderen überlassen. Bei einer schweren Krankheit wird es für die Umgebung oft schwierig, damit klarzukommen. Viele Kranke überspielen ihre Hilfsbedürftigkeit, bis ein äußerer Eingriff unausweichlich wird. Andere lassen sich fallen, geben sich auf und warten auf Initiativen von außen.

Beides ist problematisch. Jene, die zu selbstständig sind und darum Hilfe verweigern, verlieren ihre Energie in zu großen Anstrengungen, statt sie für die Linderung einzusetzen. Andere, die zu viel fordern, bewirken mit ihrer Haltung ebenfalls eine zusätzliche Schwächung des Immunsystems, denn was sie bekommen, kann für sie nie genug sein und hat Anspannung als Konsequenz. Beides – sowohl Verweigerung als auch Überforderung – schaden dem Kranken. Wie können wir als Angehörige damit umgehen, wenn es dem Patienten schwer fällt, Hilfe zu beanspruchen?

Wenn der Patient dazu tendiert, sich fortwährend aufzuraffen und seine Schwäche verleugnet, ist es wichtig, dass Sie ihm erneut die Zusammenhänge zwischen Immunsystem und Überanstrengung vergegenwärtigen. Prallt Ihre Argumentation ab, dann drehen Sie die Sachlage um, im Sinne von: »Möchtest du mir helfen, wenn ich krank wäre?« Falls er bislang in der Rolle des starken Helfers war, dem es fremd ist, Hilfe zu beanspruchen, sagen Sie ihm, dass es für Sie nachvollziehbar sei, wenn es ihm schwer fällt, unerwartet auf Hilfe angewiesen zu sein. Vermitteln Sie dem Patienten, dass er sich Zeit lassen und in Geduld üben muss, um auf die bisher gelebte Rolle des immer starken Helfers verzichten zu können.

Häufig bleibt es nicht dabei, dass es schwer fällt, Selbstständigkeit zu verlieren und hilfsbedürftig zu werden. Oft gesellt sich zur ungewohnten Schwäche auch ein schlechtes Gewissen. Für Außenstehende ist dies ein unlogisches Empfinden, denn man hat ja nur dann ein schlechtes Gewissen, wenn man Unrecht getan hat. Oder? Können wir unschuldig eben doch schuldig werden? Dazu ein Beispiel: Sie sind verabredet. Auf dem Weg zu Ihnen verunglückt der Mensch, mit dem Sie sich treffen wollten. Wäre Ihre Verabredung nicht gewesen, dann hätte sich der Unfall nicht ereignet. Sie fühlen sich mitschuldig, obwohl Sie keine Schuld trifft, doch Sie fühlen sich trotzdem mitverantwortlich. Ähnlich ergeht es dem Patienten mit dem schlechten Gewissen. Er denkt in etwa: »Wenn meine Pflegebedürftigkeit nicht wäre, ginge es dir besser. Du bist so gefordert meinetwegen, dass ich besorgt darüber bin, wie du diese Belastung auf die Dauer durchstehst.«

Wie können Sie sinnvoll auf diese Besorgnis reagieren?

Fragen Sie auch in dieser Situation danach, wie es umgekehrt wäre – wenn Sie krank wären. Sie können hinzufügen, ob er sich vorstellen kann, dass alles, was Sie für ihn tun können, wie ein Geschenk, eine Möglichkeit ist, ihm Ihre Zuwendung und Liebe auszudrücken.

Anders ist die Problematik, wenn sich der Patient zu sehr fallen lässt und sich darüber beklagt, dass er zu wenig Zuwendung erhält. Einerseits kann dieses Verhalten eine unbewusste Auflehnung gegen das Schicksal bedeuten. Andererseits gibt es wenige – aber es gibt sie doch –, die in allen Lebenslagen die Außenwelt für ihre Misere und ihre Unzufriedenheit verantwortlich machen. Kommen Sie mit dem anderen in eine solche Situation, dann sprechen Sie ihn in einem passenden Moment (wenn das Thema nicht gerade aktuell ist, sonst kommt es nur zur fruchtlosen Defensive), etwa wie folgt an: »Was findest du, das für dich getan werden kann? Was ist dein Anteil an deinem Befinden? Was tust *du* jetzt für dich?« Es ist zu erwarten, dass eine negative, empörte Reaktion erfolgt. Falls dem so ist, erinnern Sie sich daran, dass es darum geht, dass der Kranke nachdenklich wird und dass Sie mit einem Zeitzündereffekt rechnen können. Dies erreicht man eher durch Fragen als durch Kommentieren.

Sowohl beim Hilfsverweigerer als auch beim Überforderer geht es darum, ihn zu einer natürlichen, eigenverantwortlichen und realistischen Einstellung zu motivieren. Gelingt dies nicht, ist es wichtig, dass Sie sich abgrenzen, um nicht noch mehr zu leiden, als Sie es schon tun. Im ersten Fall geschieht dies durch Loslassen und im zweiten durch Verweigern, falls Sie überfordert werden.

Fazit: Erinnern Sie sich daran, dass es jedem schwer fällt, wenn er seine Autonomie verliert. Ein Aspekt der hilfsbedürftigen Abhängigkeit ist die Frage edler Demut. Ich betone »edel«, weil es sich dabei nicht um verlorenen Selbstwert, sondern um die bewundernswerte Kunst des Loslassenkönnens handelt. Es ist eine Art des Relativierens. Ganz gleich, ob es dem Kranken schwer fällt, Hilfe anzunehmen oder das Gegenteil zutrifft. Fragen Sie in jedem Falle, ob und wie er Ihnen in umgekehrter Situation helfen würde, wenn *Sie* krank wären. Entspannen Sie sich in folgender Übung.

Ich bin entspannt und locker ...
Ich fühle mich ruhig und gelöst ...
Ich lenke diesen momentanen Zustand, nicht er lenkt
mich ...
Ich spüre die Wirkung dieser Einstellung. Ich erstarke
durch mich ...
Ich stelle mich allem Schweren, was uns trifft ...
Meine Ruhe vertieft sich mehr und mehr ...
Ich verstehe, wenn es dir schwer fällt, Hilfe
anzunehmen ...
Ich ermuntere dich, in gesundem Maß und zum richtigen
Zeitpunkt Hilfe anzunehmen und zu fordern ...

Ich versuche Dankbarkeit auch in dir zu wecken, statt dass du dich als Zumutung oder als abhängig empfindest ...
Auch ich will Hilfe natürlich beanspruchen ...
Ich fühle mich gelöster und zuversichtlicher ...

Deine unzumutbaren Schmerzen quälen auch mich

Sowohl selbst an Schmerzen zu leiden als auch jemanden neben sich zu spüren, der von Schmerzen gepeinigt ist, wird meist dominiert von Auslieferungs- und Ohnmachtsgefühlen. Was wir als Betroffene in solchen Augenblicken oft vergessen, ist die Tatsache, dass mit Auflehnung, Hadern oder verbissener Wut der Schmerz noch vertieft wird. Als Außenstehende vergessen wir, was wir für den Leidenden wirklich tun, und fixieren uns in erster Linie auf das, was wir nicht verhindern oder grundlegend ändern können.

Was sind unzumutbare Schmerzen? Gemeint ist dabei das Unzumutbare, bei dem die Qual körperlichen Befindens überhand nimmt und Momente beschwerdefreier Verfassung zur Seltenheit geworden sind. Wir dürfen dabei jedoch nicht außer Acht lassen, dass wir bei körperlicher Krankheit unter unzumutbaren Leiden oft ausschließlich den physischen Schmerz verstehen. Wir denken meist nicht daran, wie oft wir alle auch seelisch unzumutbares Leid aushalten müssen. Psychisches Ausharren ohne körperliche Krankheit wird eher als gegeben hingenommen.

Beim physischen Schmerz befürchtet man viel eher, »es« nicht mehr aushalten zu können und außer sich zu geraten. In gewisser Hinsicht spielt sich das Physische jedoch oberflächlicher ab als der seelische Schmerz, womit keinesfalls die körperliche Pein geleugnet werden soll. Meist führt nicht der körperliche Schmerz zum Gefühl, außer sich zu sein, sondern die psychische Überforderung.

Haben Sie schon bei sich selbst oder bei anderen erlebt, dass in Ausnahmezuständen und Notsituationen Kräfte mobilisiert werden können, die sich kaum jemand im Normalzustand zutrauen würde? Es kann für Sie als Begleitperson eines aus Ihrer Sicht extrem Leidenden tröstlich sein, sich daran zu erinnern. Vom Schicksal getroffen werden ist meist damit verbunden, dass Energie geweckt wird, die wir beim Angstfantasieren immer wieder vergessen, geschweige denn sie uns zutrauen oder darauf vertrauen können. Die meisten aktivieren bei Krankheit plötzlich Durchhaltekräfte, die Außenstehenden unwirklich und übermenschlich erscheinen. Dieses Phänomen ist auch die Folge von anderen Wertvorstellungen und Dimensionen. Bleiben Sie sich bewusst, dass Ihr Einfühlen relativ ist, dass in Ausnahmezuständen andere Werte wichtig werden. Vieles, was wichtig war, verliert an Bedeutung. Vieles, was selbstverständlich war, wird geschätzt oder wehmütig vermisst. Beispiele dafür sind Essen, Trinken, Bewegung und Naturereignisse.

Wenn Sie hilflos und verzweifelt sind, zwingen Sie sich, zu sehen, was Sie geben und gegeben haben, und versteifen Sie sich nicht darauf, was Sie nicht vermitteln können. Und wenn wir dennoch mit dem Schicksal hadern?

Was den Kranken betrifft: Rufen Sie ihm in Erinnerung, dass Schmerzempfinden durch Anspannung vertieft wird. Fragen Sie ihn immer wieder, was ihm unter den gegebenen Umständen guttun könnte, weil es entspannt.

Was Sie betrifft: Versuchen Sie, in jeder schwierigen Lebenssituation darauf zu vertrauen, dass sie ihren Sinn hat – sogar unzumutbares Leiden. Oft wird der Sinn nicht erkannt, weil zu sehr auf einer Vorstellung beharrt wird, die nicht erfüllt worden ist. Doch in Wirklichkeit sind wir alle Kinder eines Schicksals, das wir nie verstehen, geschweige denn unter Kontrolle bringen können. Versuchen Sie loszulassen, wenn Fragen nach dem Warum Sie aufwühlen, denn das ist ein Anrennen gegen die Wand. Solches Fragen beunruhigt nur noch mehr.

Vergegenwärtigen Sie sich in totaler Hilflosigkeit, wie Sie später über die momentane Situation fühlen werden und dass Zeit mithilft, zu heilen. Raffen Sie sich dazu auf, etwas Tröstendes für sich zu tun. Machen Sie sich bewusst, was Sie für den Kranken unter den Ihnen gegebenen Möglichkeiten unternehmen und bereits unternommen haben.

Fazit: Vergegenwärtigen Sie sich, was Sie für den Kranken tun, und verlieren Sie sich nicht an Ihre Hilflosigkeit, an Ihr Gefühl des Unvermögens. Fühlen Sie sich ein, doch bleiben Sie sich dabei bewusst, dass Sie sich mit dem Leid nicht identifizieren können. Ein Kranker erlebt seinen Schmerz physisch und psychisch anders, als ein Gesunder es sich aus seiner Sicht vorstellt. Einerseits werden während einer schweren Krankheit Durchhaltekräfte mobilisiert, andererseits verändern sich Wertvorstellungen. Tragen Sie alles dazu bei, was den Kranken trotz Schmerzen entspannen könnte, denn je angespannter er ist, desto intensiver ist sein Schmerzerleben. Die folgende Übung kann Ihre Hilflosigkeit lindern helfen.

Ich bin entspannt und locker …
Ich fühle mich ruhig und innerlich gelöst …
Ich lenke diesen momentanen Zustand, nicht er lenkt
    mich …
Ich spüre die Wirkung dieser Einstellung. Ich erstarke
    durch mich …
Ich stelle mich allem Schweren, was uns trifft …
Ich lerne zu begreifen, dass es unmöglich ist, mich in
    dich einzufühlen, weil du in deinem Zustand anders
    empfindest …
Ich werde dich wiederholt fragen, wie dir unter den gegebenen Umständen zumute ist, um mich besser einfühlen zu können ….
Ich lerne darauf zu vertrauen, dass auch dir Durchhaltekraft zuteil wird …
Ich fixiere mich nicht auf das, was ich für dich tun
    möchte, sondern erkenne an, was möglich ist …
Ich werde innerlich ruhiger und zuversichtlicher …

Wenn Sie nun in den Alltag zurückkehren, dann fragen Sie sich, wie Sie fühlen würden, wenn jemand das für Sie tun würde, was Sie für den Kranken tun.

Spüren lernen, was guttut

Hat man Sie als Kind gelehrt zu spüren, wann Sie genug gegessen haben oder wann Ihr Körper Ruhe oder Bewegung möchte? Gehe ich falsch in der Annahme, dass gerade diese zwei Angelegenheiten vom Gutdünken der Erwachsenenwelt bestimmt worden sind? Der vorgegebene Tagesrhythmus war vordergründiger als Ihr Körperbefinden.

Wer von klein auf oder auch später Wertschätzung erfährt, lernt eher, sich zu respektieren. Mit gesundem Eigenrespekt lernt er auch zu spüren, wessen er bedarf. Der reglementierte Umgang mit den beiden existenziellen Bedürfnissen von Essen und Erholung stellt Weichen dafür, dass wir nicht spüren lernen, was uns guttut, sondern was uns vorgegeben wird. Aus ursprünglich harmloser Fehlsteuerung können folgenschwere Schäden entstehen. Denn wer mangels Selbstwertgefühl in gedankenverlorener Hektik nach Anerkennung stecken bleibt, läuft Gefahr, seinen Körper – ohne sich dessen bewusst zu sein – zu sehr zu strapazieren. Er gewöhnt sich an die Überforderung des gesamten Organismus – der eben nicht nur den Körper, sondern auch die Seele betrifft. Im schlechtesten Falle reagiert der Körper mit einer gravierenden Erkrankung.

Beim Spürenlernen geht es auch darum wahrzunehmen,

was subtil und nicht offensichtlich schadet. Damit sind psychische Einflüsse wie zum Beispiel deplatzierte Verpflichtungsgefühle gemeint. Sie kümmern sich um jemanden, weil Sie glauben, es gehöre sich nicht, teilnahmslos zu bleiben. In Wirklichkeit liegt es jedoch nicht bei Ihnen, *diese* Fürsorge zu übernehmen. Das sich selbst vergessende, spontane Helfen kann mehr Schaden anrichten, als es heilt. Ein Beispiel dafür ist Fürsorglichkeit, die die Grenze der Aufdringlichkeit überschreitet und so zur Überfürsorglichkeit wird.

Die Aspekte des Wohltuns, die Frage nach den Bedürfnissen und den schädlichen Einflüssen sind für den Verlauf der Krankheit mitbestimmend, weil sie indirekt das Immunsystem steuern.

Wie lässt sich das Spüren dessen, was guttut, »erlernen«?

Beginnen Sie damit, dass Sie sich fragen, was Sie bis heute unbedacht von sich gefordert haben, was jedoch mehr geschadet hat, als es anderen zum Nutzen wurde. Wenn Ihnen durch das Beobachten die echten Bedürfnisse des Körpers und der Psyche vertrauter geworden sind, können Sie auf den Kranken zugehen und ihn ermuntern, zu spüren, was ihm wohltut.

Bei Kranken beobachte ich oft, dass es ihnen, gerade wenn es ihnen schlecht geht, besonders schwer fällt, Ruhe und Entspannung zuzulassen. In Anbetracht dieser Tatsache ist es umso wichtiger, den Kranken im Loslassen, Ruhefinden und im Regenerieren zu unterstützen. Gehen Sie als Begleitperson in sich, und fragen Sie sich, wie Ihr Verhalten gegenüber der Krankheit bis heute war: Haben Sie es gut gemeint, aber unbedacht dem Patienten geschadet, indem Sie ihn forciert haben?

Weitere Aspekte des Wohltuns sind, dass Sie den Kranken wiederholt fragen, was ihm unter den gegebenen Umständen guttun könnte. Fragen Sie ihn, ohne die Grenze des Aufdringlichseins zu überschreiten, denn auch er muss das Spüren erst erlernen. Kranke sind großen Stimmungsschwankungen ausgesetzt, die hilflosen Rückzug und Unansprechbarkeit zur Folge haben können.

Fazit: Können Sie spüren, was Ihnen guttut? Konnte es der Kranke, als er noch gesund war? Hat sich sein Verantwortungsgefühl durch die Krankheit verändert? Abhängig vom bislang gelebten Lebensstil kann der Lernprozess des Spürens, was guttut, schwierig und zeitaufwändig sein, doch fördert er mit Gewissheit die Lebensqualität. Bleiben Sie deshalb mit sich selbst hartnäckig. Dies aber auch, wenn es darum geht, den Kranken diesbezüglich zu motivieren. Die Erfahrung zeigt, dass sich viele Kranke aus lauter Sorge darüber, für die Umgebung eine Zumutung zu werden, nur zurückhaltend oder gar nicht äußern. Spüren Sie sich selbst in folgender Übung.

Ich bin entspannt und locker …
Ich fühle mich ruhig und innerlich gelöst …

Ich lenke diesen momentanen Zustand, nicht er lenkt mich ...

Ich spüre die Wirkung dieser Einstellung. Ich erstarke durch mich ....

Ich stelle mich allem Schweren, was uns trifft ...

Ich lerne zunächst spüren, was mir guttut ...

Falls mir nichts einfällt: Fehlt mir die Herzlichkeit zu mir selbst, sodass ich nichts fühlen kann?

Für jeden, den ich mag, habe ich Ideen, was guttun könnte ...

Ich lerne auch spüren, womit ich mir unbewusst geschadet habe ...

Ich lerne dies von nun an zu vermeiden ...

Es ist nicht nur mein Recht, sondern meine Pflicht, mich vor Schädlichem zu schützen ...

Ich lerne meine Bedürfnisse fühlen und womöglich zu stillen ...

Ich motiviere auch dich, deine Bedürfnisse stärker zu spüren ...

Wir lernen uns gegenseitig im Lernprozess des Wohltuns zu bestärken ...

Ich fühle mich zuversichtlicher ...

Wenn Sie jetzt in den Alltag zurückkehren, dann beginnen Sie gerade *jetzt* damit zu spüren, was Ihnen guttun könnte, und realisieren Sie es auch!

Du bleibst in unseren Alltag integriert

»Steht es wirklich so schlecht um mich, dass meine Frau mich nichts mehr selbstständig tun lässt? Es stimmt mich auch wütend, dass sie mir alle Wünsche von den Augen abliest.« »Warum hat mich mein Mann nicht informiert, dass sich unsere Tochter in unzumutbaren Eheverhältnissen befindet? Seit einiger Zeit verhält er sich dermaßen schonend, dass ich mir wie ein unmündiges Kind nicht ernst genommen vorkomme.«

Beide Zitate zeigen, dass sich die Betroffenen von ihrem Alltag ausgeschlossen, allein gelassen und unverstanden fühlen. Ein Patient kann trotz seiner Krankheit zuversichtlich gestimmt sein.

Erfährt er, dass er wie hochzerbrechliches Porzellan behandelt wird, wird er zunehmend skeptisch und beginnt an seinen Heilungschancen zu zweifeln.

Was können wir tun, damit sich der Kranke in den Alltag integriert fühlt? Wo ist die goldene Mitte zu finden zwischen schwächender Schonung und Ignoranz der nicht mehr belastbaren Verfassung des Kranken? Was Ihre Sorge um seine körperlichen Kräfte betrifft, können Sie niemals früh genug zu ihm wie folgt sprechen: »Versuche dich in die umgekehrte Situation zu versetzen. Wenn ich krank wäre, möchtest du mir helfen, indem du alles von mir fernhältst, um mich zu entlasten? Wenn es um körperliche Anstrengungen geht, die für dich nicht mehr durchführbar sind, möchte ich mit dir offen darüber sprechen können.

Es ist mir ein Anliegen, dass du dich in unseren Alltag integriert fühlst.«

Die Tendenz, den Kranken nicht zusätzlich mit Problemen belasten zu wollen, tritt häufiger auf als das Gegenteil, die Überforderung. Auch hier ist es wichtig, dem Patienten psychische Energie zuzutrauen. Wenn Sie etwas Schweres mitzuteilen haben, dann wählen Sie den richtigen Zeitpunkt. Tun Sie es in keinem Falle, wenn der Zustand kritisch ist. Sprechen Sie nicht, wenn Sie zur Angelegenheit noch keine innere Distanz gefunden haben, selbst noch emotional zu betroffen sind.

Generell gilt, dass Sie den Kranken an alltäglichen Kümmernissen teilhaben lassen, um ihm das Gefühl der Integration zu vermitteln. Dies ist für den Patienten wie ein Barometer. Denn solange er sich eingebunden fühlt, gelingt es ihm eher, an Linderung, Remission, gar an Heilung zu glauben.

Fazit: Krebskrankheit vermittelt meist das Gefühl, nicht mehr dazuzugehören. Bleiben Sie offen, und verfallen Sie nicht in eine Schonhaltung, die den Kranken noch mehr isoliert. Bei Unsicherheit fragen Sie ihn, wie es für ihn sei, wenn er dies oder jenes nicht mehr ausüben könne. Veranlassen Sie ihn, Schwächen nicht zu überspielen, nur um noch dazuzugehören. Wählen Sie den richtigen Zeitpunkt, wenn es darum geht, etwas Belastendes aus dem Alltag mitteilen zu müssen. Stärken Sie sich mit folgender Übung.

Ich bin entspannt und locker ...
Ich fühle mich ruhig und gelöst ...
Ich lenke diesen Zustand, nicht er lenkt mich ...
Ich spüre die Wirkung dieser Einstellung. Ich erstarke
  durch mich ...
Ich frage mich immer wieder, ob dir Schonung mehr
  schadet als nützt, weil du denkst, dass ich dich
  aufgegeben hätte ...
Ich darf meine Verzagtheit nicht auf dich übertragen ...
Ich habe den Mut, dich auch auf momentan unange-
  nehme Alltagsbegebenheiten offen anzusprechen,
  damit du dich integriert fühlst ...
Ich lerne zuversichtlicher zu werden, um dadurch auch
  dich ermutigen zu können ...
Dies wird gelingen, weil ich mich für alle zufließenden
  Kräfte bewusster öffne ...
Ich spüre die Erleichterung, wenn wir gegenseitig
  offener zueinander sind ...
Ich nehme mir vor, dich bei Unklarheiten sofort zu
  fragen, wie du das meinst oder fühlst ...
Ich fühle mich leichter und zuversichtlicher ...

Kehren Sie zu etwas in Ihrem Alltag zurück, was Ihnen gemeinsam zur lieben Gewohnheit geworden, durch die Krankheit aber zu kurz gekommen oder vergessen worden ist. Versuchen Sie, es wieder zu aktivieren.

Du bist wesensverändert

Sie haben sich geliebt und sind eine glückliche Familie geworden. Innerhalb weniger Wochen ist er nun zum pflegebedürftigen Mann geworden. Wie lange lebt er noch? Sie pflegt ihn daheim. Der Mensch, den sie umsorgt und der ihr Partner war, sind zwei verschiedenen Wesen. Sie hat diesen hilflosen Kranken gern und freut sich über alles, was sie für ihn tun kann, doch … er ist ihr fremd geworden. Sie hat Angst davor, wie er in ihrer Erinnerung weiterleben wird. Sie möchte ihn so vor sich sehen, wie er zuvor als Partner war.

Falls Ihnen dies aus dem Herzen spricht, nehmen Sie sich von nun an vor, regelmäßig Fotoalben, Filme anzuschauen, Gespräche mit früheren Freunden zu suchen, um eine Atmosphäre von einst wachzurufen. Sie können damit vermeiden, vom momentanen Leidensbild beherrscht zu werden. Ganz gleich, ob der Prozess einer ganzheitlichen Veränderung des Partners begonnen hat oder der physische Abschied eintritt – was zählt, ist die Tatsache des gemeinsam zurückgelegten Weges, ist das Erleben all dessen, was Sie gemeinsam teilten.

Viele Trauernde können sich nicht von den Schreckensbildern der letzten Phase lösen. Sie können es nicht, weil sie im Verlust des physischen Daseins, in den Gedanken an Zerfall und im Hader verhaftet bleiben. Könnte es ihnen gelingen, auch *das* gegenwärtig zu halten, was ebenfalls als Realität weiterexistiert, nämlich die Erinnerung an den

Reichtum des gemeinsam Erlebten, dann könnten auch Dankbarkeitsgefühle wach werden und Trost bieten.

Fazit: Versuchen Sie, sich im Alltag an glückliche Zeiten zu erinnern. Tagebücher und Fotoalben können dabei helfen. Es geht jedoch nicht darum, guten Zeiten nachzutrauern, sondern Dankbarkeit für das zu wecken, was war. Falls Ihnen dies nicht gelingt, seien Sie geduldig mit sich. Denken Sie immer wieder daran, dass in der Erinnerung ein Paradies zu finden ist, aus dem Sie niemand, auch keine Krankheit, vertreiben kann. Schöpfen Sie Trost in der folgenden Übung.

Ich bin entspannt und locker ...
Meine Ruhe vertieft sich mehr und mehr ...
Ich lenke diesen momentanen Zustand, nicht er lenkt
    mich ...
Ich spüre die Wirkung dieser Einstellung. Ich erstarke
    durch mich ...
Ich traue mir die Bewältigung der jetzigen Lage zu, weil
    ich offen und ehrlich zu mir bin ....
Ich stelle mich allem Schweren, was uns trifft ...
Alles ist vergänglich, auch das Dunkle ...
Wo Schatten ist, ist auch Licht ...
Ich erinnere mich an tiefe Erlebnisse unserer
    Beziehung ...
Ich lasse diese Bilder in mir auftauchen ...
Ich sehe und spüre die Stimmung von damals ...

Diese Bilder nehmen mehr und mehr Raum in mir ein ...
Beides ist Realität, der Abschied und das gemeinsam
Erlebte ...
Herrscht in mir der Abschied vor, dann tröste ich mich
von nun an, indem ich mir selbst etwas Gutes tue ...
Herrscht die Erinnerung vor, dann erfüllt mich
Dankbarkeit ...
In mir wird es allmählich heller, und ich fühle mich
wieder zuversichtlicher ...

Holen Sie nach der Übung etwas aus der Vergangenheit hervor, was Ihnen lieb war. Bleiben Sie sich bewusst, dass auch dies Realität ist und bleibt. Kehren Sie zu etwas, was Ihnen guttut, in Ihren Alltag zurück.

Ich muss auch mir helfen

Es ist natürlich und selbstverständlich, dass bei der Diagnose einer schweren Krankheit die Aufmerksamkeit auf den Patienten konzentriert ist. Eine stille, unausgesprochene Übereinkunft scheint zu lauten, dass der Kranke getragen werden muss, ohne dass hinterfragt wird, wie und ob dies für die Begleitperson realisierbar ist und wie sie all das durchstehen kann.

Bei anderen Anstrengungen, vor allem körperlichen wie Bergwanderungen bereiten wir uns bewusst vor und fragen uns, was wir benötigen, um möglichst gut durchhalten zu können. Im folgenden Kapitel möchte ich Ihnen als begleitenden Angehörigen Anregungen vermitteln. Sie sollen Ihnen helfen, den steinigen Weg, auf dem Sie sich befinden, den Umständen entsprechend in guter Verfassung weiterzugehen. Der Weg bleibt der gleiche, doch *wie* Sie ihn gehen, wird das Entscheidende sein. Was können Sie dazu beitragen, dass Sie weder außer Atem geraten noch vom Weg abschweifen oder gar zusammenbrechen? Vermitteln Sie sich Zuwendung und Fürsorge mit dem Ziel, dass Sie mit Genugtuung auf diese Wegstrecke zurückblicken können, auch wenn sie schwierig und schmerzvoll sein sollte.

Ich muss regelmäßig für mich sorgen und mir Zuwendung geben

Angehörige leiden oft ebenso, doch anders als der Kranke. Sie brauchen ebenfalls Zuwendung. Ich wende mich nun besonders an jene, die sich selbst vergessen haben. Gewiss müssen Prioritäten gesetzt werden, wenn die Zeit des Kranken bemessener ist als die eigene. Folgende Aspekte dürfen Sie jedoch nicht außer Acht lassen:

Es kann den Kranken belasten, wenn er erlebt, dass Sie sich vernachlässigen und sich in der Hingabe verlieren, denn er ist um Sie besorgt. Er ist besorgt darüber, wie Sie die Krise durchstehen können. Um einen Menschen zuverlässig und intensiv begleiten zu können, braucht es viel Energie, die getankt werden muss. Dies erfolgt in erster Linie durch eigene Pflege, durch das Für-sich-selbst-Sorgen.

Es geht dabei um Eigenverantwortung. Ansonsten besteht die Gefahr der Erschöpfungsdepression, sodass Sie die verbleibende Zeit nicht fruchtbar genug nutzen können.

Der Altruist ist nicht gewohnt, auch für sich selbst zu sorgen. Die Angelegenheiten anderer sind stets wichtiger. Ich denke dabei an Angehörige, die niemals von der Seite des Kranken weichen. Sie sind sich nicht bewusst, wie sehr sie damit den Patienten in der Sorge um sie belasten und ihm dadurch mehr schaden als nützen. Ich spreche nicht von zuverlässiger Anwesenheit, sondern von Überaktion. Falls Sie zu jenen gehören, die nicht vom Krankenbett weichen können, tun Sie es möglicherweise aus Angst, der Kranke könnte ausgerechnet während Ihrer Abwesenheit sterben? Wenn dem so ist, dann müssen Sie akzeptieren lernen, dass es Menschen gibt, die allein sterben wollen. Versuchen Sie deshalb zu akzeptieren, wenn es anders verläuft, als Sie es sich vorstellen und wünschen.

Was Ihre Energie betrifft: Bleiben Sie sich bewusst, dass die Dauer des Krankheitsverlaufs immer ungewiss ist. Je harmonischer, in sich ruhender Sie wirken, desto ermutigender erlebt Sie der Kranke. Wenn Sie später in Erinnerung den gemeinsam gegangenen Leidensweg als intensive, reiche Zeit betrachten können, kann dies für Sie zu großem Trost werden. Wer jedoch dem Zusammenbruch nahe ist, dem ist es unmöglich, sich tief einzulassen. Erschöpft und depressiv haben Sie keinen seelischen Raum, auch für den Kranken nicht. Dies kann die bittere Folge haben, dass die letzte gemeinsame Zeit vertan wird. In Ihrem und im Interesse des Patienten sollen Sie es deshalb nicht zur totalen Erschöpfung und eventuellen Depression kommen lassen.

Was kann Ihre regelmäßige Pflege beinhalten? Gehen wir miteinander durch einen Tag. Gewöhnen Sie sich an, beim Aufwachen zunächst nach dem eigenen Befinden zu fragen, statt sich kopflos oder gedankenverloren in den Alltag zu stürzen. Was lässt sich tun, um sich den Umständen entsprechend wohlzufühlen? Wenn der Zustand des Kranken nicht mehr zulässt, dass Sie gemeinsam frühstücken, dann setzen Sie sich einfach zu ihm. Fragen Sie ihn, wie Sie neben den anstehenden Verpflichtungen den Tag miteinander gestalten könnten.

Schalten Sie mittags eine Pause ein, in der Sie zu sich selbst finden können. Es ist weniger von Bedeutung, wie viel Zeit Sie sich dafür nehmen, sondern dass Sie es *regelmäßig* tun. Ein kurzer Spaziergang, bei dem Sie sich bewusst immer wieder lockern, entspannen und bewusst tief atmen, kann verblüffend regenerierend sein.

Wählen Sie soziale Kontakte in dieser Zeit besonders bewusst. Meiden Sie belastende oder halten Sie sie auf Sparflamme, wenn es nicht anders geht.

Beim Schlafengehen reflektieren Sie den verbrachten Tag mit den Fragen: Wie war und ist mir zumute? Wie fühle ich mich mit dem Kranken? Steht etwas zwischen uns, das meinen Schlaf beeinträchtigt, weil es zu sehr bedrückt? Bräuchte ich mehr Unterstützung durch mich selbst oder von außen?

Fazit: Um zuverlässig und intensiv begleiten zu können, brauchen Sie viel Energie, die Sie sich selbst verschaffen müssen, indem Sie nach Auftankmöglichkeiten suchen. Die Dauer eines Krankheitsverlaufs bleibt ungewiss, daher ist es wichtig, dass Sie regelmäßig physisch und psychisch für sich selbst sorgen. Lassen Sie es nicht zur Erschöpfung kommen. Beginnen Sie jeden Tag bewusst über sich selbst. Schalten Sie gezielt und regelmäßig Pausen ein, auch wenn es nur ein viertelstündiger Spaziergang ist.

Wenn der Patient nicht mehr allein gelassen werden kann, erstellen Sie eine Liste all jener Menschen, die bei ihm wachen können. Aufgrund der Anzahl sehen Sie, wie viele Stunden man Sie ablösen kann, um Sie zu entlasten. Fragen Sie abends nach Ihrem Befinden und wie Sie es unter den gegebenen Umständen verbessern können. Gehen Sie täglich mehrmals in sich, um die Gewohnheit innerlichen Getriebenseins zu vermeiden. Auch durch die folgende Übung geben Sie sich Zuwendung.

Ich bin entspannt und locker …
Meine Ruhe vertieft sich mehr und mehr …
Ich lenke diesen momentanen Zustand, nicht er lenkt
*   mich …*
Ich spüre die Wirkung dieser Einstellung. Ich erstarke
*   durch mich …*
Wie sorge ich für mich selbst?
Wie regelmäßig pflege ich mich?

Wie wichtig nehme ich meine regelmäßige
    Zuwendung?
Was sollte und muss ich daran ändern?
Ich erkenne den Sinn dieser Zuwendung, ebenso wie ich
    die Wichtigkeit erkenne, mich vor einer neuen
    Anstrengung zu stärken ...
Ich will alles dazu beitragen, um unsere Zeit optimal zu
    nutzen, auch die Zuwendung und Pflege für mich ...
Ich sorge für mich von nun an täglich mit derselben
    Selbstverständlichkeit, wie ich meinen Körper
    pflege ...
Ich nehme meine psychische Pflege ebenso wichtig und
    ernst ...
Ich fühle mich leichter und zuversichtlicher ...

Wenn Sie nun in Ihren Alltag zurückkehren, dann tun Sie
etwas Konkretes für sich, was für Sie außergewöhnliche
Pflege und Zuwendung bedeutet. Versuchen Sie dabei zu
spüren, wie solches Verhalten innerlich stärkt. Verlieren
Sie sich nicht gedankenverloren an all Ihre Pflichten.

Ich habe Verständnis für meine seelische Not

Verdrängen Sie Ihre Verzweiflung, Ihre Auflehnung und
Ihre Ängste nicht, denen Sie sich ausgesetzt fühlen. Dies
zehrt unnötig an Ihrer Energie.

Ich gehe dabei von zwei Situationen aus. Die erste ist
die, dass Sie »es« nicht wahrhaben wollen, dass Sie über-

aktiv sind. In der zweiten Situation verlieren Sie sich in Ängste und Fantasien darüber, was auf Sie zukommen könnte. Hier geht es um das Aneignen innerer Distanz, was unter Ihren Umständen besonders schwierig ist. Wie verhalten Sie sich üblicherweise, wenn es Ihnen schlecht geht? Helfen Sie sich selbst? Beschimpfen Sie sich im Sinne von »Reiß dich zusammen!«? Warten Sie auf Zuwendung von außen? Würden Sie einen lieben Freund, der in Ihrer Lebenslage stecken würde, ernst nehmen, ihn ablenken wollen oder liebevoll auf ihn eingehen? Auf ihn eingehen heißt spüren, was guttut, statt mit liebloser Strenge belehren wollen. Sich selbst lieblos belehren, zurechtweisen geschieht häufiger als einfühlsames Verständnis für das eigene Befinden.

Es ist eine natürliche Reaktion, wenn Sie angesichts Ihrer Situation traurig sind. Lassen Sie Weinen wie eine Reinigung zu. Auch Duschen kann lindern, wenn Sie damit die Vorstellung verbinden, dass dies alles Schwere wegspült. Entlastend ist auch eine Körperübung, bei der Sie Ihre Arme langsam gen Himmel strecken und dann seitlich fallen lassen. Wiederholen Sie diese kreisende Bewegung mit der Vorstellung, dabei alles Schwere abzugeben. Wenn die Arme fallen, atmen Sie tief seufzend aus. Das tiefe Seufzen entspannt auch tief.

In Ihrer Situation brauchen Sie außerdem einen Gesprächspartner. Sie sollten Ihre Not formulieren können. Ein solcher Gesprächspartner kann auch Ihr Tagebuch sein. Wichtig ist, dass Sie sich Ihren Schmerz von der Seele reden, um innere Distanz zu schaffen. Sich ausdrücken heißt allerdings nicht, sich auf eine Weltuntergangsstimmung einzulassen. Wie ist das Maß zu finden zwischen kurzsichtigem Verdrängen und dramatischem Sichhineinsteigern? Überlegen Sie sich, wie Sie in zwei Jahren über Ihr momentanes Leiden denken und was Sie dann trösten könnte. Sie werden davon noch überschattet sein, doch Tatsache ist, dass auch seelischer Schmerz allmählich verblasst. Haben Sie ihn lediglich verdrängt, wird Sie ein schlechtes Gewissen plagen, weil Sie meinen, etwas versäumt zu haben.

Sobald Sie sich Ihre seelische Lage eingestanden und Ihr inneres Chaos geordnet haben, ist der nächste Schritt der, dass Sie sich fragen, was Sie für sich gezielt tun können, was Sie aufbauen könnte. Was den psychischen Aufbau betrifft, bin ich in dem Abschnitt »Spüren lernen, was guttut« darauf eingegangen.

Fazit: Wenn Sie seelisch leiden, reden Sie sich verständnisvoll zu, statt dass Sie durch eine lieblose »Reiß-dich-zusammen!«-Haltung Ihre Stimmung trüben. Wo oder bei wem können Sie sich aussprechen? Drücken Sie Ihre Not irgendwie aus. Beispiele sind auch Musizieren, Malen, Tanzen, sich in irgendeiner Form kreativ äußern. Versuchen Sie, sich immer wieder innere Distanz zu verschaffen, indem Sie überlegen, wie Sie in einigen Jahren über Ihre jetzige Situation denken werden. Wenn Sie unter Zukunftsängsten leiden, ermutigen Sie sich selbst, indem Sie anerkennen, was alles Sie schon durchgestanden haben. Bleiben Sie sich bewusst, dass Sie seelische Wärme durch sich selbst brauchen, indem Sie für Ihren eigenen Schmerz genauso viel Verständnis aufbringen wie für den des Patienten. Die folgende Übung hilft dabei.

Ich bin entspannt und locker ...
Meine Ruhe vertieft sich mehr und mehr ...
Ich lenke diesen Zustand, nicht er lenkt mich ...
Ich spüre die Wirkung dieser Einstellung. Ich erstarke
*   durch mich ...*
Nehme ich meine seelische Not ebenso wichtig wie die
*   eines Menschen, der mir nahe steht?*
Ich stehe mir selbst am nächsten, folglich muss ich mich
*   auch ernst nehmen ...*
Ich finde das richtige Maß im Verständnis für deine und
*   meine Not ....*
Ich gehe auf beide intensiv ein, um unsere Zeit optimal
*   zu nutzen ...*
Diese Haltung wird mir zum Trost werden und das
*   gefürchtete Danach erhellen ...*
Ich fühle mich stärker werden und zuversichtlicher ...

Bevor Sie in Ihren Alltag zurückkehren, drücken Sie das, was Sie besonders belastet, auf Ihre persönliche Art aus.

Was ist, wenn auch ich mich hilflos und ohnmächtig fühle?

Wir überlegen uns selten, dass unsere Ohnmachtsgefühle, geschweige denn Worte darüber, auch den Kranken entmutigen. Kleinste Impulse können aber in Ausnahmezuständen auch zu Hoffnungsschimmern werden. Im Gegensatz dazu stehen Äußerungen wie: »Ihnen ist nicht mehr zu helfen.« Wenn Sie solche Worte hören, müssen Sie sich augenblicklich vergegenwärtigen, dass es sich stets um eine individuelle Sichtweise handelt. Der Betreffende ist am Ende seiner Weisheit angelangt. Es gibt jedoch noch viele andere Fachleute, die noch nicht befragt worden sind.

Wir alle hören immer wieder von so genannten hoffnungslosen Fällen, die ein gutes Ende genommen haben. Etwas anderes, dessen Bedeutung sich viele nicht bewusst sind, ist die zuverlässige Begleitung, ohne dass gehandelt werden kann. Hilfe kann auf vielfältige Weise erfolgen und wird doch meist mit der Vorstellung des Handelns und Lösens gleichgesetzt. Begleitende setzen bei ihrem Helfen meist Maßstäbe der Heilung oder zumindest Linderung, ohne sich dessen bewusst zu sein. Damit geraten sie unter immensen Druck des Ungenügens und der Ohnmacht.

Mit Ohnmachtsgefühlen umgehen zu können bedeutet, auch das zu akzeptieren, was anders läuft, als man es sich vorgestellt hat. Gelingt dies nicht, stellen wir unser Engagement zu sehr in Frage und entwickeln Versagergefühle.

Fazit: Verlieren Sie sich beim Helfenwollen nicht in die Allmachtsfantasie, dass es Ihnen gelingen müsse, eine wesentliche Veränderung herbeizuführen. Übertragen Sie Ihre Ohnmachtsgefühle nicht unwissentlich auf den Kranken. Setzen Sie bei Ihrer Hilfe auf die Kraft der Zuwendung, die Sie vielleicht bis jetzt als zu selbstverständlich gewertet haben. Die folgende Übung lindert Ihr Ohnmachtsgefühl.

Ich bin entspannt und locker ...
Meine Ruhe vertieft sich mehr und mehr ...
Ich lenke diesen momentanen Zustand, nicht er lenkt
mich ...
Ich spüre die Wirkung dieser Einstellung. Ich erstarke
durch mich ...
Ich vergegenwärtige mir, womit ich tatsächlich helfe ...
Ich bleibe mir bewusst, dass mein Ohnmachtsgefühl
auch die Folge zu hoher Ansprüche an mich selbst
ist ...
Ich verzichte auf den Anspruch, heilen zu können ...
Ich versuche mich über dies zu freuen, was ich dir geben
kann ...
Ich versuche, in den Sinn auch dieses Leidens zu
vertrauen ...
Ich lerne mit mir bezüglich Sinngebung geduldig zu
sein ...
Das Vertrauen in Sinngebung verleiht innere Distanz ...
Ich fühle mich leichter und zuversichtlicher ...

Falls Ihnen Hilflosigkeitsgefühle vertraut sind, setzen Sie sich, bevor Sie in Ihren Alltag zurückkehren, nochmals hin und listen Sie auf, was Sie als Hilfe erleben würden, wenn Sie krank wären. Dabei geht es darum zu relativieren, was tatsächlich Hilfe ist und was Ihre falsche Erwartungshaltung ist.

Was uns beiden hilft

Sie sind verzweifelt wegen seiner Krankheit und der Ungewissheit über den Verlauf.

Er ist verzweifelt über sein eigenes Schicksal.

Wenn wir mit einer solchen Lebenslage nicht bewusst umgehen, kann es sein, dass wir vor lauter Auflehnung die Zeit, die uns bleibt, vertun. Wenn wir nicht hadern, weil wir die Realität des Krankheitsstadiums verdrängen und uns in Aktivitäten flüchten, versäumen wir die Zeit ebenfalls. Es ist eine Herausforderung, sich mit allem, was in Ihrer Lage auftaucht, auseinanderzusetzen, obwohl es unangenehm und schmerzhaft ist. Ich denke vor allem daran, dass Sie lernen müssen, Ihr Empfinden nicht zu unterdrücken und dass Sie öfter über Ihren Schatten springen. Dazu können Weinen und Körperkontakt gehören. Beides wird jedoch bei vielen auch in gesunden Zeiten nicht in genügendem Maße zugelassen. Insbesondere Zärtlichkeit, die so lindernd sein kann, wird in der Angst vor Abweisung unterlassen.

Das Anliegen der folgenden Seiten ist es, Impulse zu vermitteln, damit Sie miteinander reden, miteinander weinen, um miteinander die Zeit, die Ihnen zur Verfügung steht, den Umständen entsprechend genießen zu können.

Geteiltes Leid ist halbes Leid

Sie sind seit zwanzig oder vierzig Jahren miteinander verbunden. Sie waren offen und unternehmungslustig. Er weiß, dass sie in fortgeschrittenem Stadium krebskrank ist. Seit sie in vielem beeinträchtigt ist, hat sie sich physisch und psychisch zurückgezogen. Sie kann nicht reden. Dies ist die Situation zweier Menschen, die sich lieben und sich durch Rücksichtnahme (Tapferkeit und Schonung) verloren haben. Und je mehr Zeit verstreicht, desto breiter wird die Kluft zwischen ihnen, weil sich die Missverständnisse häufen.

Gewiss ist gegenseitige Rücksichtnahme die Voraussetzung für ein angenehmes Zusammenleben. Auf Seiten des Kranken kann dies beispielsweise bedeuten, dass er nicht unüberlegt Sterbewünsche äußert. Der Gesunde dagegen sollte vor dem Kranken nicht unkontrolliert über seine Ängste vor einem schlechten Krankheitsverlauf reden. Falsch verstandene Schonung kann jedoch beide Beteiligten belasten. Die meisten Menschen wünschen sich, bei einem schrecklichen Ereignis nicht allein sein zu müssen. Krankheit kann ein solches Ereignis sein. Die zuverlässige Gegenwart einer nahestehenden Person beruhigt. Wenn der Kranke sich dieses Bedürfnis nicht eingestehen kann, muss der Gesunde seine Blockade durchbrechen. In diesem Augenblick springen wir über den eigenen Schatten der Unsicherheit.

Zweisamkeit darf nicht damit enden, gemeinsam in den Abgrund zu wandern. Sich Liebende laufen allerdings manchmal Gefahr, den Partner mit in die Dunkelheit zu reißen. Wenn in einer Notsituation eine Kluft entsteht, ist mit großer Wahrscheinlichkeit anzunehmen, dass der verbale Austausch schon in gesunden Zeiten nicht oder zu wenig erfolgt ist. Dann liegt es an dem zur Zeit stärkeren Partner, Initiativen zu ergreifen. Vielleicht muss auch er seine Befangenheit überwinden.

Sollten Sie sich nun angesprochen fühlen, möchte ich Sie dazu ermuntern, auf den Patienten zuzugehen. Ziehen Sie sich aber nicht verfrüht zurück, wenn er (noch) nicht darauf eingehen kann. Er braucht Zeit, so wie Sie sie brauchen, um das alte Muster zu überwinden, nicht über Unangenehmes oder über Gefühle zu reden.

Wie können Sie erreichen, dass weder eine Kluft durch Missverständnisse noch eine Kluft durch falsche Tapferkeit entsteht? Gewöhnen Sie sich daran – und nicht nur im Zustand von Krankheit –, stets nachzufragen, wenn Sie in einer nahen Beziehung etwas unangenehm berührt. Dabei kann es sich um Trauer, Wut, Ärger oder Ungerechtigkeit handeln. Von der Idee, den Kranken nach der umgekehrten Lage zu fragen (wie es schon mehrmals in diesem Buch beschrieben wurde), machen wir zu wenig Gebrauch, obwohl es so hilfreich ist. Denn diese Frage zwingt zu Ehrlichkeit und zum Nachdenken. Sie durchbricht dadurch die Isolation, in die viele Kranke geraten sind.

Absichtlich erläutere ich deshalb dieses Fragen im Folgenden nochmals. Fragen, die dazu aufrufen, sich in den Fragenden einzufühlen, haben tiefere Antworten zur Folge, als wenn es nur darum geht, zur eigenen Verfassung Stellung zu beziehen. Die einseitige Sichtweise des Patienten, den anderen zu schonen, weil er sich selbst, seine Erscheinung oder seine Schwäche als Zumutung empfindet, kann ein Auseinanderleben zur Folge haben. Falsch verstandene Schonung beiderseits kann sich in falscher Tapferkeit widerspiegeln und ebenfalls eine Kluft aufbauen.

Was können wir tun, damit es nicht so weit kommt? Fragen Sie nach den Bedürfnissen und Wünschen des Kranken. Wenn er in Ruhe gelassen werden möchte, so respektieren Sie dies. Sollte er ungehalten und unbeherrscht reagieren, weil die körperliche Verfassung ihn hindert und ihn deshalb Wut auf die gesunde Umgebung packt, dürfen Sie dies nicht zu verständnisvoll hinunterschlucken. Es würde Ihnen beiden schaden. Dem Kranken schadet es, weil ihn im Nachhinein Schuldgefühle oder ein schlechtes Gewissen plagen können. Häufen sich solche seelischen Verletzungen, ohne dass Sie reagieren, können die entstehenden Schuldgefühle zu massiven Beziehungsspannungen führen. Und auch Ihnen schadet die Nichtreaktion, weil heruntergeschluckte Verletzung, Traurigkeit oder Enttäuschung zu Depression und stillem Groll führen können.

Wie mit der Unbeherrschtheit eines Kranken umgehen? Sagen Sie ihm in ruhigem Tonfall, dass seine Aufgebrachtheit verständlich und natürlich sei. Dass er sich aber überlegen solle, wie er seinen Gefühlssturm entladen könne, ohne dass Sie darunter zu leiden haben. Der gemeinsame seelische Schmerz darf nicht unnötig durch Grobheiten vertieft werden. Lassen Sie ihn spüren, dass es Ihr Anliegen ist, sich unter den gegebenen Umständen miteinander wohlzufühlen.

Negative Entladungen sollten niemals als Zeichen der Vertrautheit interpretiert werden, sondern im Gegenteil als mangelnder Respekt. Die seelische Verfassung eines nahestehenden Menschen darf nicht als Ventil missbraucht werden. Liebende Vertrautheit beinhaltet den Wunsch, dass es dem Partner gut geht und dass man so viel wie immer möglich dazu beitragen will.

Leben Sie, unabhängig von der Krankheit, jeden Tag mit der Grundhaltung, dass Sie sich gegenseitig anvertrauen, was Sie beunruhigt. Falls Ihre Lage dies nicht zulässt, dann suchen Sie sich einen Menschen, bei dem Sie verständnisvolles Gehör finden. Wenn Sie sich gegenseitig respektieren, werden Sie immer wieder einen Konsens finden, sodass sich beide wohlfühlen können.

Fazit: Gemeinsames Leid ist geteiltes Leid und gemeinsame Freude doppelte Freude. Dies setzt voraus, dass Sie offen bleiben oder lernen, sich zu öffnen. Tragen Sie deshalb keine »bösen« Geheimnisse mit sich herum. Damit sind Angelegenheiten gemeint, die bedrücken und von denen wir meinen, wir dürften sie nicht aussprechen. Ein Maßstab für angemessene Schonung kann gefunden werden, indem Sie sich fragen, wie Sie selbst es sich wünschen würden, wenn Sie krank wären. Andererseits muss die Frage gestellt werden, ob die betreffende Mitteilung den anderen entmutigen könnte. Wenn dem so ist, müssen Sie sich einen neutralen Gesprächspartner suchen.

Ermuntern Sie den Kranken immer wieder zu Offenheit, jedoch nicht auf direkte, bohrende Weise, sondern durch behutsame Fragen. Vermeiden Sie negatives Interpretieren, sondern fragen Sie nach, wenn Sie etwas unangenehm berührt. Sie vermeiden damit Missverständnisse, die zur Kluft werden können. Vergessen Sie nie, dass Kranke meist verletzbarer sind als Gesunde, weil der Zustand des Ausgeliefertseins verunsichert. Zeigen Sie Verständnis für diese Verletzlichkeit und sprechen Sie dies auch aus. Die folgende Übung hilft Ihnen, in Balance zu kommen.

Ich bin entspannt und locker …
Meine Ruhe vertieft sich mehr und mehr …
Ich lenke diesen momentanen Zustand, nicht er lenkt
*   mich …*
Ich spüre die Wirkung dieser Einstellung. Ich erstarke
*   durch mich …*
Von nun an werde ich bei allem, was mich in irgendeiner
*   Form unangenehm berührt, nachfragen …*

*Ich hinterfrage meine Tapferkeit und mein Schonen des
anderen ...*
*Habe ich es zwischen uns zu einer Kluft kommen
lassen?*
Worin besteht unsere momentane Zweisamkeit?
*Woran könnte ich diesbezüglich aus der Vergangenheit
anknüpfen?*
*Ich fühle mich durch meine Ehrlichkeit und mein
Handeln geborgen ...*
Ich fühle mich sicherer und zuversichtlicher ...

Falls es für Sie ungewohnt ist, indirekt oder behutsam zu
fragen, dann gehen Sie, nachdem Sie das Gelesene auf sich
haben wirken lassen, zum Kranken und fragen Sie ihn, wie
ihm unter seinen Umständen zumute sei. Kehren Sie danach zu etwas, was Ihnen guttut, in den Alltag zurück.

Wie sollen wir den Bekanntenkreis weiterpflegen?

Wie verhalten Sie und der Kranke sich im Kreis der Angehörigen, Freunde und Bekannten in Bezug auf das Krebs-
leiden? Schonen Sie sich gegenseitig aus falsch verstande-
ner Rücksichtnahme, die aber – wenn sie isoliert und bedrückt – letztlich schadet? Oder teilen Sie den Schmerz,
indem Sie sich gegenseitig anvertrauen? Isolieren Sie sich
mit dem Kranken von der übrigen Welt? Haben Sie unbe-
holfenes Verhalten aus Ihrem Umfeld erfahren, welches

Sie nicht verstehen konnten, weil es entmutigte oder verletzte?

Gewiss gibt es Menschen, denen es an Einfühlungsvermögen mangelt. Vor solchen sollten Sie sich schützen und
Begegnungen vermeiden. Es gibt aber auch jene, die sich
hilflos fühlen, aber helfen wollen und nicht wissen, wie sie
es angehen könnten. Echt anteilnehmende Menschen wirken wie Balsam. Lassen Sie sie zu! Öffnen Sie sich bewusster dafür. Freundschaften lassen sich durch Krisen intensi-
vieren, und es können engere Bande entstehen.

Verhalten Sie sich den Umständen und nicht der Norm
entsprechend. Es gibt Kranke, die Besuche nicht zulassen,
weil sie es nicht fertigbringen, zu sagen, wenn sie wieder
allein gelassen werden möchten, aber grundsätzlich ein Bedürfnis nach Kontakt haben. Gehen Sie auf solche Wünsche ein. Ermutigen Sie den Kranken dazu, Besuche zuzulassen unter der Bedingung, dass er ein Zeichen gibt, wenn
er ermüdet und wieder allein gelassen werden möchte.

Problematisch kann auch die Besucherfrage nach seinem Befinden sein, da hier Anteilnahme und Abgrenzung
ebenfalls eine Rolle spielen. Auch hier sollte die Reaktion
in jedem Fall von den Umständen und nicht von der Norm
bestimmt werden. »Danke für die Anteilnahme, den Umständen entsprechend geht es mir so oder so«, kann eine
immer angebrachte Entgegnung sein. Je nach seelischer
Verfassung kann hinzugefügt werden: »Ich bin froh, wenn
ich nicht reden muss.« Falls der Kranke sprechen möchte,
aber verhindern will, oberflächlich abgeblockt zu werden,

kann er hinzufügen: »Möchtest du wirklich wissen, wie es mir geht?« Bleiben Sie sich auch als Angehöriger bewusst und erinnern Sie auch den Kranken daran, dass Sie beide sich nicht erklären müssen, wenn Sie nicht reden mögen.

Viele meinen, dass Abgrenzung brüskierende Ablehnung bedeute, und sie sich demnach auch bei rücksichtslosen oder zehrenden Begegnungen nicht das Recht herausnehmen dürfen, sich abzugrenzen. Vordergründig für Außenkontakte ist die Frage, ob sie Ihnen bzw. dem Kranken guttun. Den Maßstab dafür finden Sie selbst, indem Sie sich nach den Begegnungen fragen, wie Ihnen nun zumute ist.

Fazit: Fragen Sie sich, welche Kontakte Sie und den Kranken ermutigen können, und prüfen Sie auch, welche Sie schwächen. Grenzen Sie sich von wenig einfühlsamen Menschen bewusster ab.

Ermuntern Sie den Kranken, seine Bedürfnisse nach Kontakten, aber auch solche der Abgrenzung ehrlich zu äußern. Fragen nach dem Befinden dürfen nicht zu Ängsten vor Begegnungen führen. Sie und der Kranke sind niemandem Rechenschaft schuldig. Fragen Sie sich und den Kranken nach jeder Begegnung und jedem Kontakt, ob Sie sich damit wohlfühlen, und ziehen Sie entsprechende Konsequenzen. Klärung kann auch die folgende Übung bringen.

Ich bin entspannt und locker ...
Meine Ruhe vertieft sich mehr und mehr ...
Ich lenke diesen Zustand, nicht er lenkt mich ...
Ich spüre die Wirkung dieser Einstellung. Ich erstarke
    durch mich ...
Welche Kontakte tun uns beiden gut?
Welche Kontakte sollten wir besser meiden?
Wir öffnen uns bewusster für anteilnehmende Men-
    schen ...
Diese zusätzliche Energiequelle ermutigt mich ...
Ich fühle mich zuversichtlicher ...

Bevor Sie in den Alltag zurückkehren, können Sie gerade *jetzt* die Initiative für eine wohltuende Begegnung ergreifen.

6 Heilkraft und bessere Lebens-
qualität durch Selbsthilfe

Mentale Energie mobilisieren

Wir sollten uns immer wieder und ganz besonders, wenn wir krank sind, daran erinnern, dass medizinische Maßnahmen gegen Beschwerden und Krankheit nicht die einzige Möglichkeit für Behandlung und Gesundung sind. Ebenso wichtig ist es, sich der eigenen Selbstheilungskräfte bewusst zu werden und sich auf die Stärkung des Immunsystems zu konzentrieren. Weil der Zusammenhang zwischen Nerven- und Immunsystem erst im letzten Jahrhundert chemisch aufgezeigt werden konnte, ist bislang auch der ganzheitlichen, das heißt der physischen und psychischen Wechselwirkung zu wenig Beachtung geschenkt worden.

Für das Wecken von Heilungs- bzw. Lebensenergie sollten wir daher sowohl den physischen als auch den psychischen Einflussmöglichkeiten mehr Raum geben – darauf habe ich in diesem Buch wiederholt hingewiesen. Körperentspannung harmonisiert Blutdruck, Pulsfrequenz und Atmung, der gesamte Stoffwechsel wird herabgesetzt. Dadurch lässt sich die durch Krankheit und Schmerzen für den Organismus entstandene Stresssituation abbauen, die

Nerven regenerieren sich und das Immunsystem wird gestärkt. Im Folgenden mache ich Sie mit einigen Selbsthilfewegen vertraut, die der Prophylaxe dienen bzw. eine sinnvolle Ergänzung zur medizinischen Behandlung sein können und Ihre Eigenverantwortung stärken:

Wählen Sie aus dem großen Angebot von Entspannungsmethoden diejenige aus, die Ihnen am meisten zusagt. Dabei kann es sich um Yoga, Shiatsu, Tai-Chi, Autogenes Training oder um eine andere Methode handeln. Wichtig ist, dass Sie lernen, sich bewusst zu entspannen, um körperlich generell gelöster zu werden und darauf aufbauend mental entspannen zu können. Besonders empfehlenswert ist in diesem Zusammenhang das *Autogene Training*.

Wenn wir an einer gravierenden Krankheit leiden, gehört das Loslassen im Sinne von innerer Distanz zu den größten Schwierigkeiten. Oft werden wir von unausgesprochener Panik gequält, die innere Ruhe, zuversichtliches Denken und Fühlen unmöglich macht. Die oben genannte Entspannung schafft auch die Basis für Meditation, in der man sich geistig vertiefen und sammeln kann. Mit viel Geduld lässt sich auf diese Weise innere Distanz zu vielfältigsten Lebensschwierigkeiten gewinnen. Mit fortschreitender Übung kann es dann gelingen, die Reaktion des eigenen Körpers sozusagen von außen zu betrachten, sich gelassener und zuversichtlicher zu fühlen. Körper und Geist werden dabei losgelassen und entspannen sich.

Je intensiver die Entspannung ist, desto tiefere Wirkung kann zusätzlich durch die Methode der so genannten **Vi-**

sualisation erzielt werden. Worum handelt es sich dabei? Visualisation basiert auf dem Phänomen der Suggestion. Suggestion ist eine mentale Methode, die durch häufiges, verbales Wiederholen eine Veränderung bewirkt. Es handelt sich um eine Lernmethode. Diese geht davon aus, dass das Sprachzentrum im Gehirn unser vegetatives Nervensystem dominiert. Jenes wiederum steuert alle unwillkürlichen Funktionen des Körpers. Eine Handbewegung ist willkürlich, eine Folge von Überlegung – im Gegensatz zum Herzschlag, der unwillkürlich, das heißt einfach geschieht, ohne dass daran gedacht wird.

Auch das Tumorwachstum bei Krebs ist somit ein unwillkürlicher Akt des Organismus. Bei der Visualisation wird in Tiefenentspannung die krebsbefallene Körperstelle **mental** beeinflusst, das heißt, wir stellen uns vor, dass der Tumor schrumpft und formulieren dies auch in Worten. Letzteres ist Suggestion und der angewandte Satz wird als Affirmation bezeichnet. Durch die Kombination regelmäßigen Visualisierens und Suggerierens kann das meist durch die Diagnose Krebs verlorene Vertrauen in den Körper wiedergewonnen und vertieft werden. Dies alles ist im Sinne eines wirksamen Lernverfahrens zu verstehen. Man sollte sich jedoch niemals etwas einreden (suggerieren), woran man nicht glauben kann. Ein fundierter Glaube und das Wissen um die Zusammenhänge des organischen Geschehens jedoch hat entsprechende Wirkung, weil das Wecken von Heilungsenergie und die Stärkung des Immunsystems durch Entspannung und Regenerieren der Nerven erklärt werden kann. Wer suggeriert und visualisiert, muss also auch erkennen können, weshalb bei ihm eine Wirkung eintritt.

Doch Vorsicht: Wer tiefgehend zweifelt, aber denkt, er versuche es trotzdem, obwohl er es sich nicht vorstellen kann, der macht sich etwas vor. Wer zweifelt, aber aus Unsicherheit nichts unprobiert lassen will, was ihm empfohlen wird, der sollte sich auf diese Methode nicht einlassen. Vertiefter Zweifel schadet mehr, als die Überlistung nützt. Vielleicht haben Sie selbst schon erlebt, dass Sie sich unermüdlich einredeten, es ginge Ihnen besser, Sie aber gleichzeitig wahrnahmen, dass es immer schlechter ging, weil Sie sozusagen kein »Gegenbild« aufbauen konnten. Das Gefühl dafür ist, dass das Fühlen das Denken dominiert, sodass durch fehlende Visualisierung dem gegensätzlichen Gefühl mehr Raum geboten wird und sich durch die bloße Suggestion sogar noch intensiviert.

Warum ist das Fühlen stärker als das Denken? Haben Sie sich schon einmal befohlen, jemanden zu mögen? Es gelingt nicht. Sie können zwar freundlich und höflich sein, aber Sie werden innerlich nicht mit dem anderen warm. Anders ausgedrückt: Sie können zwar die Einstellung zur betreffenden Person ändern – ein echtes, warmes Empfinden lässt sich jedoch nicht erzwingen.

Eine weitere Selbsthilfetechnik bietet gezieltes Einsetzen von **Musik.** Bewusstes, körperliches und mentales Entspannen, wie eben geschildert, sowie die Harmonisierung durch Musik fließen ineinander und verstärken sich gegenseitig positiv. Der französische Professor für Onkologie, Dr. Mathys, hält seit vielen Jahren in Paris Musiktherapie-Seminare mit körperlich Kranken ab. Er hat dabei erfahren, dass sich insbesondere die Musik von Mozart auf den Blutdruck, den Stoffwechsel, den Schlaf, auf Schmerzen und Lebensfreude positiv auswirkt.

Ich gehe davon aus, dass Sie sich als Krebspatient verschiedenen Nachbehandlungen mit entsprechenden Nebenwirkungen unterziehen müssen. Für Sie, aber auch für gesunde Leser, sind die folgenden Hinweise gedacht, um regenerieren und entspannen zu können:

Wählen Sie aus dem Mozart-Repertoire jene Werke aus, die auf Sie besonders aufhellend und beruhigend wirken. Nehmen Sie sich, bevor Sie zur Bestrahlung oder Chemotherapie gehen, genügend Zeit, um in entspanntem Körperzustand die gewählte Musik zu hören. Oder beschaffen Sie sich ein tragbares Abspielgerät, sodass Sie sich auch während des Wartens auf eine Behandlung von einer hellen, für Sie ermunternden Musik begleiten lassen können. Dies wirkt sich auf das angespannte Nervensystem und den strapazierten Organismus entlastend aus und kann Ihnen psychische Kraft verleihen, weil Sie selbst für sich etwas Wohltuendes tun.

Lassen Sie sich, insbesondere während schwieriger Lebensphasen, durch eine aufhellende Musik in den Schlaf gleiten. Ihre Schlafqualität wird durch die Entspannung verbessert und die Leichtigkeit der Töne wecken Lebensenergie und Lebensfreude.

Auch bei starken Schmerzen ist eine solche Entspannung hilfreich, denn durch den Schmerz spannen wir uns an, weil wir Angst haben, dass sich der Zustand verschlechtern und verschlimmern könnte. Werden wir jedoch innerlich ruhiger, baut sich die Angst ab und damit auch die Schmerzempfindung, die mit den Nerven gekoppelt ist.

Lindernde Offenheit bei Abschied und Tod

Wenn es um das Thema Sterben geht, fürchten wir die Dunkelheit, und dies wurzelt in einer totalen Verdrängung der Vergänglichkeit, des Zerfalls und der Verleugnung des Todes. Ich möchte daher noch einmal auf den Gedanken der Ganzheit, auf unsere Vielschichtigkeit zu sprechen kommen. Wir alle laufen Gefahr, dass wir diese Vielschichtigkeit, das heißt viele gewisse Seiten in uns vernachlässigen und deshalb sowohl beschränkt als auch eingeschränkt durch den Alltag hetzen.

Ein Beispiel: Sie spazieren mit offenen Sinnen, entspannt atmend durch unberührte Natur. Sie nehmen das Spiel von Schatten und Licht wahr. Sie atmen Düfte von Pflanzen ein, die von der Sonne erwärmt werden, fühlen sich froh gestimmt und frei. – Denselben Weg legen Sie außer Atem zurück, beruhigen sich aber dabei mit dem Gedanken, dass Sie ja damit Ihrem sitzenden Beruf etwas Positives entgegensetzen. Der ansonsten zu wenig bewegte Körper wird deshalb während einer Stunde auf Hochtouren gebracht. Natürlich setzt durch das Laufen eine gewisse Entspannung ein. Viele Läufer realisieren jedoch nicht, dass häufig ihre Gesichtszüge dabei angespannt sind, das heißt, sie können psychisch nicht entspannen. Die bloße Absicht, über Sport etwas für die Gesundheit tun zu wollen, reicht also nicht immer aus, Körper und Seele gleichermaßen zu erreichen, was aber für ein ganzheitliches Entspannen auf allen Ebenen notwendig ist. Unter- und Überforderung müssen stets ausbalanciert werden, wenn wir mit allen Sinnen genießen und wahrnehmen wollen.

Dieses Beispiel lässt sich auch auf unseren Lebensstil übertragen. Die meisten Menschen sind innerlich getrieben, bemühen sich, verlieren sich an das äußerliche Geschehen und realisieren nicht, wie sie von Tag zu Tag mehr von ihrem Gespür und von ihrer Ganzheit abweichen. Sie werden von einer rein rationalen, aber auch von manch distanzlos emotionalen Haltung geblendet. Sie sind so sehr auf Materielles, Körperliches und Intellektuelles fixiert, von dem sie meinen, es im Griff zu haben, dass das Schrecklichste, was ihnen zustoßen könnte, der Tod ist. Auch hier ist also mehr Bewusstsein über sich selbst und die eigene Vielschichtigkeit notwendig, denn es schützt vor Überrumpelung, Ratlosigkeit und vor Angst sowie vor Schwarzweißdenken, wenn es ums Sterben geht.

Beim Phänomen der Angst handelt es sich um mangelnde innere Distanz zu ihrem Inhalt. In Paniksituationen wird logisches Denken und Handeln demzufolge unmöglich. Der Panische kann seine Situation nicht betrachten, weil er in ihr steckt und glaubt, in ihr unterzugehen. Was die Panik im Zusammenhang mit Sterben betrifft, quält sie immer dann, so lange das eigene Leben an den sich selbst auferlegten ethischen und ideologischen Wertmaßstäben »vorbeigelebt« wird. Je bewusster jeder sein Leben gestaltet, je weniger er sich von äußeren Umständen irritieren, beeinflussen und fremdbestimmen lässt, desto natürlicher kann der Vergänglichkeitsgedanke zugelassen werden. Je mehr sich jemand treiben lässt, je mehr sein tatsächlich Gelebtes von seinen gesteckten Lebenszielen abweicht, desto intensiver wird das Gefühl, die Zeit renne davon. Er kann nicht sterben, weil er dies und jenes noch tun muss.

Eine befreiende Einstellung könnte für jeden sein: »Ich freue mich über alles, was ich noch erleben kann. Sollte jedoch heute meine Zeit abgelaufen sein, dann bin ich froh über meinen intensiv zurückgelegten Weg.«

Die Angst vor Vergänglichkeit abbauen

Vergegenwärtigen Sie sich tagtäglich Ihre Vielschichtigkeit und Ihre Vergänglichkeit. Ihre Vergangenheit bedeutet Reichtum. Falls Sie nicht an eine schwere Vergangenheit erinnert werden wollen, weil Sie sie als bedrückend empfinden, dann konzentrieren Sie sich auf die kostbaren Möglichkeiten der Gegenwart.

Das Leben ist zu kurz, um einen Tag totzuschlagen, einfach hinter sich zu bringen, weil Sie etwas Unangenehmes erledigen müssen. Mit anderen Worten: Keinen Tag ohne Bewusstheit und Freude oder etwas gezielt Wohltuendem verbringen!

Die folgende Übung kann helfen, das dunkle Thema der Vergänglichkeit zu erhellen, es anders zu erleben.

➤ **Nähere Anleitungen zu den Übungen finden Sie auf Seite 223.**

Ich bin ganz ruhig und entspannt …
Ich fühle mich in meinem Körper geborgen …
Meine Ruhe vertieft sich und macht mich innerlich
    gelöster …
Es gelingt mir, mich entspannt zu fragen, was die Angst
    vor dem Tod bewirkt, der ja jeden betrifft …
Die Angst verändert die Tatsache nicht, dass wir sterben
    müssen …
Ich spüre, wie ich mich innerlich durch meine gefundene
    Gelöstheit heller und freudvoller fühle …
Ich bin offener, alles Schöne der Gegenwart
    wahrzunehmen …
Meine Ruhe vertieft sich mehr und mehr …
Täglich bewussteres, intensives Leben stimmt mich
    dankbar …
Weil ich bewusster lebe, verpasse ich nichts …
Ich freue mich heute, dass ich bin …
Ich freue mich über die Möglichkeit jedes Tages …

Zu einer heilsamen Lebenshaltung finden

Am Ende dieses Kapitels möchte ich ganz bewusst nochmals auf das Thema Lebensqualität zurückkehren. Es ist nicht nur für Kranke bedeutsam, sondern geht jeden an, der sich für Prophylaxe interessiert, der den Wunsch hat, sich besser einfühlen zu können oder die eigene Lebensqualität zu steigern.

Sie haben durch Ihre Krankheit einen langen Leidensweg zurückgelegt. Wie Sie Ihr Leben davor empfunden haben, können nur Sie selbst beurteilen. Ihre diesbezügliche Wahrnehmung kann jedoch durch die Krankheit getrübt sein. Die Tatsache, dass Sie leiden oder gelitten haben, ist so gravierend, dass Sie deshalb alles in Bewegung setzen sollten, um sich wieder wohler fühlen zu können. Damit meine ich vor allem, dass Sie sich keinerlei resignierter, körperlicher und mentaler Erschöpfung ausliefern dürfen im Sinne von: »Es hat ja doch keinen Sinn« oder »Ich bin zu müde, zermürbt, enttäuscht, um mich aufraffen zu können.«

Falls Ihnen solche Gedanken vertraut sind, dann überlegen Sie sich, was Sie einem Menschen, der Ihnen nahe steht und so fühlt, entgegnen würden. Täusche ich mich in der Annahme, dass Sie vieles in Bewegung setzen würden, um ihn zu ermutigen? Gewiss verfügen auch Sie über mehr psychische Energie, wenn Sie in gesundem Zustand jemanden begleiten, der in einer Not- oder schwierigen Lebenssituation steckt, als wenn Sie – noch rekonvaleszent – für sich selbst Initiativen ergreifen sollen. Was Sie im Augenblick nicht außer Acht lassen dürfen, ist, dass Sie durch das Erlebte so viel Energie verloren haben, dass es eine *natürliche*, nicht krankhafte Reaktion ist, wenn es Ihnen zunächst nicht gelingen sollte, zuversichtlich in die Zukunft zu blicken.

Viele erschrecken darüber, weil sie nicht »positiv« fühlen können. In Wirklichkeit ist dies meist nur eine Folge der fehlenden, seelischen Energie. Mutlosigkeit als Ausdruck psychischer Erschöpfung erleben auch Gesunde, aber auch sie sind sich oft nicht klar darüber, dass es sich dabei um ein natürliches Phänomen handelt.

Es ist ein wesentlicher Unterschied, ob Sie Ihre mutlose Stimmung hinunterschlucken oder ob Ihnen bewusst ist, dass diese seelische Verfassung als Symptom zu Ihrem Zustand gehört – ein Symptom, welches nach dem Regenerieren wieder verblassen kann. Der bedeutende Unterschied besteht darin, dass die mutlose Stimmung Sie anspannt, Ihre Nerven und Ihr Immunsystem zusätzlich schwächt, doch das Wissen (fassbare Mutlosigkeit), dass es sich um einen natürlichen, nicht individuell krankhaften Zustand handelt, kann Sie beruhigen, entspannen und wird so Ihre Abwehrkräfte nicht in Mitleidenschaft ziehen.

Wenn Sie sich fühlen, als stünden Sie vor einem unüberwindlichen Berg, weil Sie keinen Ausweg sehen und nicht wissen, wie Sie bestimmte Angelegenheiten ändern können, dann versuchen Sie, Ihren Weg zu einem geborgenen Lebensgefühl Schritt für Schritt bzw. Stufe um Stufe anzugehen. Niemand kann in dieser Situation in verschiedenen Lebensbereichen alle Problemlösungen finden.

Der erste Schritt besteht im *Auftanken von Kräften* – sowohl körperlichen als auch seelischen. Erst danach kann in einem zweiten Schritt sinnvoll nach *Neuorientierung* gefragt werden. Versuchen Sie, in körperlich entspannter Haltung herauszufinden, was Ihnen guttut, was Ihnen Energie oder Linderung vermitteln könnte.

Mag sein, dass Sie zunächst innerlich dagegen rebellieren, weil Ihnen das Vorgehen ungewohnt und fremd ist. Vielleicht gehören Sie auch zu jenen, die sich so für andere engagieren, dass jemand von außen helfen muss, weil keinerlei Reserven mehr zur Selbsthilfe verfügbar sind. Auflehnung gegen Eigeninitiative kann auch daher kommen, dass Sie die Realität Ihres Zustandes noch total verneinen.

Manchmal kann jedoch eigenes, gutes Zureden mehr innere Distanz schaffen und dabei helfen, dass Sie sich in Ihrer Haut wieder wohler fühlen, etwa so: »Was ich erlebe, ist eine Herausforderung, ist hart, stimmt mich traurig, wütend oder ohnmächtig. Diese Stimmung ist aber natürlich und nichts Krankhaftes. Sie schadet mir jedoch, wenn ich mich ihr hingebe. Ich frage mich, was ich für mich unter den gegebenen Umständen unternehmen könnte. Ich erhebe keinen Anspruch auf Freude oder Begeisterung, sondern auf Linderung und besseres Befinden. Ich muss mich zuerst ganzheitlich auftanken, um wieder zuversichtlich denken und fühlen zu können.« Wenn es Ihnen durch diesen Monolog gelungen ist, zu mehr Entspannung zu finden, so versuchen Sie erneut zu fragen, was Ihnen auch noch guttun könnte.

Es ist empfehlenswert, sich für die allernächste Zukunft den Leitfaden des Auftankens und Wohlbefindens durch Eigeninitiative zum Hauptthema zu machen. Bemühen Sie sich um Verständnis für sich, und appellieren Sie an Ihre Geduld mit sich selbst.

Fragen Sie sich bei jedem Aufwachen, wonach *Ihnen unter den gegebenen Umständen* ist. Ich betone auch *Ihnen* weil viele leidende Menschen selbst in Ausnahmezuständen der Not sich immer noch zuerst überlegen, wie es für die Umgebung sei, wenn sie dies oder jenes Bedürfnis äußern möchten. Falls dennoch bange Zukunftsfragen aufkommen, erinnern Sie sich wieder daran, dass jeder im erschöpften Zustand dazu neigt, schwarz zu sehen. Das Gegenteil ist jedem auch vertraut, nämlich dass wir bei Glücksgefühlen unsere Möglichkeiten überschätzen, alles rosig sehen und oft Probleme nicht wahrhaben wollen.

Sich-selbst-etwas-Gutes-Tun ist auch Geborgenheit in sich und durch sich selbst gemeint. Die meisten suchen Geborgenheit auch in gesunden Zeiten eher bei anderen oder in äußeren Ablenkungen statt in erster Linie bei sich selbst. Wer so funktioniert hat, dem fällt es während einer Krankheit umso schwerer, sich auf sich selbst zu stützen. Geborgenheit hat zum Fernziel, sich selbst als zuverlässigsten Freund zu erleben. Niemand verbringt so viel Zeit mit

Ihnen, wie Sie selbst es tun. Niemand ist für Sie so zuverlässig erreichbar, wie Sie selbst es sind. Die Forderung, Geborgenheit müsse von anderen vermittelt werden, schafft Abhängigkeit. Je hilfsbedürftiger jemand ist, desto abhängiger fühlt er sich auch.

Dieses Gefühl kann zur Folge haben, sich selbst als Zumutung zu erleben, und dies kann demütigend wirken. Ein Teufelskreis beginnt. Wer sich selbst hilft, fühlt sich frei und auch stärker. Wählen Sie aber auch nicht das Gegenteil, nämlich die Isolation von Freunden und Angehörigen, weil Sie es nicht ertragen, in der Rolle des Hilfsbedürftigen zu sein.

Ideal ist, für sich selbst Fürsorge und Initiative zu ergreifen und gleichzeitig die Anteilnahme der Umgebung dankbar anzunehmen, ohne sich als Zumutung zu erleben. Seien Sie sich bewusst, dass Geben einfacher ist als Nehmen, weil man sich dabei stärker fühlt. Wegen Ihrer Krankheit können Sie sich schwach fühlen und vielleicht schwer akzeptieren, dass durch Nehmen, statt wie gewohnt durch Geben, auch Ihr Selbstwert beeinträchtigt ist. Falls Sie sich angesprochen fühlen, können Sie versuchen, Ihre Einstellung dazu zu ändern. Es ist selbstverständlich und natürlich, bei Bedürftigkeit Hilfe ohne unterwürfige Haltung anzunehmen.

Damit Sie sich unter den gegebenen Umständen wohlfühlen können, müssen Sie sich außerdem vor destruktiven Situationen und Begegnungen schützen, indem Sie bewusster damit leben. Wenn Sie davon ausgehen, dass

Sie sich momentan in einem Ausnahmezustand befinden, dann hat der Aufbau von Lebenskraft absolute Priorität! Dies bedeutet auch, alles zu vermeiden, was unnötig an Ihnen zehrt. Versuchen Sie, sich darüber bewusst zu werden, welche Begebenheiten und Menschen Sie mehr belasten, als es den anderen Nutzen bringt, wenn Sie sich anpassen. Lernen Sie in Ihrem eigenen Interesse, nein zu sagen. Gewiss, je angepasster wir sind, desto schwerer fällt es uns, auf das Image des Liebseins zu verzichten. Meist handelt es sich dabei um die unbewusste Angst, fallen gelassen zu werden, sobald man sich weniger anpasst, weniger pflegeleicht ist. Vielleicht will Ihre Krankheit Ihnen bezüglich Geben und Nehmen etwas bewusst machen?

Lassen Sie sich nicht von der Angst einholen, Sie könnten zu egoistisch werden. Ihr Weg hat Sie auch einfühlsamer gemacht und gelehrt, bewusster statt gedankenverloren zu funktionieren und deshalb nicht zu merken, wodurch Sie sich und anderen schaden. Wer sich gut umsorgt, der sorgt auch für seine Umgebung auf heilsame, gute Art.

Was den zweiten Schritt auf Ihrem Weg zu besserer Lebensqualität, die Neuorientierung betrifft, so ist es wichtig, sich nicht nur sporadisch, sondern regelmäßig damit zu befassen. In vielerlei Hinsicht ist diese Stufe unbequem und mühsam und wird darum von den meisten fallen gelassen, sobald sie sich wieder etwas wohler fühlen. Es wird dann weiter verdrängt nach dem Motto: »Was ich nicht weiß, macht mich nicht heiß.« Um Kontinuität zu erreichen, könnten Sie in Ihrem Tagesablauf beispielsweise eine festgelegte, ungestörte Zeitspanne einbauen, die Raum zum Nachdenken, Schreiben und Zu-sich-Kommen gibt. Dies ist für uns alle und nicht nur im Zusammenhang mit Neuorientierung empfehlenswert.

Überlassen Sie Ihre Wandlung nicht dem Lustprinzip. Das Schwierigste beim zweiten Schritt ist Geduld. Wir vergessen immer wieder, dass Gewohnheiten, Gefühle und Verhaltensweisen sich über viele Jahre hinweg eingeprägt haben und daher wohl kaum innerhalb von Monaten verschwinden bzw. sich ändern werden. Wenn in Phasen der Rückfälligkeit Ungeduld aufkommt, ermutigen und beruhigen Sie sich mit dem Gedanken, dass Sie auf dem Weg sind – und dass der Weg das Ziel bleibt.

7 Anleitung zu den Selbsthilfeübungen

Alle die in diesem Buch genannten Übungen sind für die Selbsthilfe gedacht und sollen Anstoß zur intensiven, fruchtbaren Auseinandersetzung mit sich selbst vermitteln. Sie basieren auf der Entspannungsmethode des Autogenen Trainings. Wenn Sie sich innerlich bereit und offen fühlen, neue Impulse aufzunehmen, dann vertiefen Sie sich in entspanntem Zustand in die Sätze eines der entsprechenden Übungstexte, den Sie zuvor einige Male durchgelesen haben. Falls Sie das Bedürfnis nach der Übung haben, Sie sich aber noch nicht bereit fühlen, in eine tiefere Entspannung zu gehen, kann es hilfreich sein, sich den Text *wiederholt laut* vorzulesen.

- Wählen Sie für die Übungen einen Raum, in dem Sie sich besonders wohlfühlen, der für Sie eine persönliche, angenehme Atmosphäre ausstrahlt. Sie müssen die Gewissheit haben, dass niemand unverhofft eintritt oder das Telefon klingelt. Das Licht sollte gedämpft und die Luft frisch sein.
- In bequemer Kleidung legen Sie sich locker auf den Rücken. Ihre Füße fallen leicht auseinander, die Beine sind

weder angewinkelt noch gekreuzt, sondern ausgestreckt. Die Arme liegen parallel zum Körper, in den Ellenbogen leicht angewinkelt.

- Entspannen Sie Ihren Unterkiefer und Ihre Stirn. Schließen Sie die Augen, konzentrieren Sie sich auf Ihre Atmung. Atmen Sie bewusst langsam und tief ein, ebenso lang und tief wieder aus. Versuchen Sie, Ihre Atmung nicht willentlich zu steuern. Stellen Sie sich zur Erleichterung des Geschehenlassens ein rhythmisches Bild aus der Natur vor – zum Beispiel das Kommen und Gehen der Wellen am Strand.

- Durch Ihre Gelöstheit dehnen sich Ihre Blutgefäße, Ihr Kreislauf wird angeregt. Das Strömen des Blutes erleben Sie als wohlige Wärme. Sobald Sie dies spüren, wählen Sie Ihre Sätze aus dem Übungstext, und wiederholen sie gedanklich des Öfteren. Sie können die Worte auch mit selbstgewählter, beruhigender Musik untermalen.

- Befassen Sie sich je nach Übung mit der einzelnen Thematik über Wochen hinweg *regelmäßig*, nach Möglichkeit in Ihren Tagesablauf eingebaut.

- Beenden Sie die Übung nach 15 bis 30 Minuten, indem Sie wiederholt tief ein- und ausatmen, sich anschließend räkeln oder Arm- und Beinmuskulatur im Wechsel anspannen und lockern.

8 Erinnerungen aus dem Paradies

Glion, den 15.5.04

Würzige, warme Bergluft, durchwoben vom herben Blumenduft bezaubert mich, während meine Augen über das Funkeln der Sterne einer klaren Mainacht und die Geborgenheit verleihenden Lichter der Städte am Lac Léman staunen. Wohlig müde liege ich, losgelöst von der Schwere des Alltags, im Bett eines märchenhaften Jugendstil-Hotels. Seit Stunden bin ich fassungslos über so viel paradiesisch Anmutendes, das mich hier unverhofft empfangen hat. Die Farb- und Formenpracht der Blumen, Sträucher und Bäume an der Seepromenade, die klaren Bergkonturen der Alpen am gegenüberliegenden Seeufer, die sich kräuselnde, ständig bewegte Wasseroberfläche und der Gesang der Amseln … Während der letzten Wochen fragte ich mich bang, mich oft ausweglos fühlend, ob mein Körper wird durchhalten können, bis ich ihm Erholung gönnen kann, denn während meiner Praxistätigkeit, die gefüllt ist von Problemen und Verzweiflung, wankten meine Blutwerte so unberechenbar, dass mich des Öfteren Todesangst quälte.

Kein Schatten ohne Licht.

»Ich will leben!« In Gedanken tauchen diese Worte junger, vom Tod gezeichneter Patienten in mir auf.

»Ich will nicht, dass er tot ist!« Ich erinnere mich an die Auflehnung einer jungen Witwe.

Glion, den 16.5.04

In den frühen Morgenstunden flaniere ich, glücklich und dankbar gestimmt, an der Seepromenade zwischen den Blumenbeeten, welche ich gestern Abend vom Berg oberhalb bewundert habe. Jäh werde ich aus meiner erholsamen Versunkenheit in die Realität zurückgeholt, denn plötzlich reißen Arbeiter Blumen in voller Pracht aus den Gartenanlagen.

Warum tun sie dies?

Warum sterben junge Menschen, die leben wollen?

Warum berauben sich Gesunde ihres Lebens?

Wer immer im Dunkel war, vermisst das Licht nicht.

Wer immer im Licht war, wird allmählich geblendet, kann nicht mehr intensiv erleben.

Kein Schatten ohne Licht.

Ich kenne die Auslieferungsatmosphäre zur Genüge.

Ich kenne ebenso das Glücksgefühl unerwarteter Freude.

Über Jahrzehnte hinweg lebte ich absorbiert von der Idee, einmal gesund zu werden und vom Druck meiner Erwartungen an mich loszukommen. Beides erhoffte ich durch Bemühen zu erreichen. Habe ich begriffen, dass es weder um das eine noch das andere geht? Geht es nicht vielmehr darum, wie ich mich im jeweiligen Jetzt verhalte und fühle? Unabhängig davon, wie schrecklich Ereignisse sein mögen, wir dürfen uns nicht an Auflehnung oder Resignation ausliefern. Was jedem helfen kann, ist, sich zu öffnen und offen zu bleiben. Und wenn die Kraft zum Aufraffen fehlt? Sich immer wieder täglich darin üben, dass bei einer negativen Erschütterung der erste Schritt ist, sich gut zuzureden und Verständnis für sich selbst aufzubringen. Verzweiflung ist eine natürliche Reaktion. Jeder muss sich dann in erster Linie selber trösten. *Jeder* sind Sie, *jeder* bin auch ich. Was dem Einzelnen Trost bietet, kann der Betroffene am besten selbst spüren. Voraussetzung ist, dass er dazu bereit ist.

Glion, den 21.5.04

Als ich vor Tagen über die Wichtigkeit des Offenbleibens schrieb, dachte ich vor allem an zwischenmenschliche Situationen, in allererster Linie daran, sich mitzuteilen, sich Situationen und Menschen zuzuwenden. Heute, in der Abgeschiedenheit des Parks, erkenne ich die Chance für ein gewähltes kritisches Offenbleiben noch in ganz anderer Hinsicht: Wenn die Seele energielos, matt geworden ist, kann sich jeder auch selbst wieder auftanken. Unsere Sinne sind wie ein Fenster, um seelische Nahrung hereinzulassen.

Weit öffne ich meine Fenster:

Mein Blick schweift über die Blumenpracht.

Das heitere Gezwitscher der Vögel bricht die Stille.

Ich schnuppere den belebenden Blumenduft ein.

Mein Gaumen genießt den Cappuccino.

Meine Haut wird durch den lauen Wind liebkost …

Ich bin losgelöst vom Alltag daheim, denn nichts lenkt mich von diesem Paradies ab.

Morgen werde ich es verlassen, im dankbaren Wissen, dass ich es erfahren durfte, im ermutigenden Wissen, dass es weiter existiert, im beruhigenden Wissen, dass ich es aufsuchen kann, wenn ich es brauche.

Sollte mich unwiderruflich Schweres wieder einholen, zähle ich auf die Fähigkeit, mich an das Licht in meinem Leben zu erinnern, sei es beim Verlust des eigenen oder dem Leben eines geliebten Menschen. Es liegt dann an mir, die Zeit, den Augenblick nicht durch Auflehnung zu verpassen.

In uns allen steckt ein Reichtum an Hellem, das wir erfahren durften. Ihn in kritischen Momenten in Erinnerung rufen, auch dies bedeutet Seelenbalsam und Lebensenergie. Jeder, der offen ist, hat diese Möglichkeit, Sie, du, er, sie, ich …

9 Gute Kommunikation zwischen Patienten, Ärzten und Pflegenden

Dieses Kapitel darf nicht als Angriff oder Kritik gegen Ärzte und Pflegende verstanden werden. Was mich veranlasst, es zu schreiben, sind die vielen »überflüssigen« psychischen Schmerzen von Patienten, mit denen ich in meiner psychoonkologischen Tätigkeit beinahe täglich konfrontiert werde und die größtenteils auf Missverständnissen in der Kommunikation beruhen.

Als direkt oder indirekt Betroffener haben Sie sicherlich bereits erfahren, wie gut es tut, wenn Ärzte und Pflegepersonal in ermutigender Weise auf Sie zugehen und durch sorgsame Informationen und ihr einfühlsames Verhalten positiven Einfluss auf Sie ausüben. Gleichzeitig aber besteht die Gefahr, dass Sie möglicherweise auch vielen entmutigenden Einflüssen ausgesetzt sind.

Das *Er*mutigende und *Ent*mutigende kann nicht nur durch Worte, sondern auch durch Gesten ausgelöst werden. Nicht jeder im Pflegeberuf hat eine lebensbedrohliche Situation selbst erfahren, die ihn lehrt, vorsichtig, konstruktiv und behutsam damit umzugehen, wenn er Menschen gegenüber tritt, die sich ohnmächtig, oft auch der Situation ausgeliefert fühlen. Dieser ganz allgemein bestehende Mangel an Einfühlungsvermögen einem Einzelschicksal gegenüber erschüttert mich immer wieder. Gewiss sollten keine Unwahrheiten oder Illusionen verbreitet werden, doch ebenso wenig sollten Patienten und Angehörige ungefragt bzw. wenn gefragt, dann nicht mit unüberlegt geäußerten »Wahrheiten« konfrontiert werden. »In Ihrer Situation kann man nichts mehr machen.« Dies ist wohl der meistgefürchtete Satz für alle Betroffenen. Haben Sie sich schon mal überlegt, wer »man« ist?

Bevor ich nun im Einzelnen auf unterschiedliche Aspekte in der Kommunikation mit Ärzten und Pflegenden eingehe, möchte ich eine Problematik voranstellen, wie sie ganz generell im Leben immer wieder auftaucht. Die meisten von uns können zu wenig innerlich distanziert damit umgehen, was psychischen Schmerz verursacht, der aber aufzufangen wäre, wenn sie bewusster damit umgingen. Worum handelt es sich?

In allen Lebensbereichen stoßen wir auf Menschen, die eine andere Lebenshaltung, einen anderen Lebensstil besitzen als wir. Manchmal fühlen wir uns dann fremd, je nach Situation unverstanden oder verletzt. Bei nahestehenden Personen erwarten wir dann meist – und ohne uns dessen bewusst zu sein –, dass der andere sich ändert. Doch solange wir darauf warten, solange leiden wir. Befreiend wäre in dieser Situation, zu akzeptieren, dass der andere eben ist, wie er ist. Daraus folgt, dass nun *ich* anders damit umgehen lerne oder aber den Kontakt meiden sollte, sofern mir eine Einstellungsänderung nicht gelingen will. Ein konkretes Beispiel dafür sind Grenzverletzungen von Menschen, die von sich behaupten, dass sie eben ehrlich oder »halt« ehrlich seien. Dass es sich aber bei vielem, was sie ihrem Gegenüber kommentieren, um *ungefragte* Wahrheiten handelt, überlegen sie sich dabei nicht. Heilsam für einen solch »Wahrheitsliebenden« könnte sein, ihn zu fragen, wie es für ihn wäre, wenn ihm dies ungefragt mitgeteilt würde.

Wie können nun Sie als Betroffener/Angehöriger zu einem fruchtbaren Umgang mit Ärzten und Pflegepersonal finden? Grundsätzlich geht es zunächst einmal darum, zu realisieren, dass es ebenfalls Menschen mit unterschiedlichen Wesensarten sind, die sich zwischenmenschlich anders verhalten, als Sie sich verhalten würden. Was wir in Augenblicken negativer Betroffenheit ebenfalls nicht außer Acht lassen dürfen, ist, dass Sie durch die Schwere Ihres Schicksals dünnhäutiger und verletzbarer geworden sind. Daraus entsteht oft eine Haltung, vieles von dem, was anders gemeint war, als gegen sich gerichtet zu interpretieren. Sie könnten es sich zur goldenen Verhaltensregel machen, dass Sie bei allem, was Sie negativ gegen sich gerichtet empfinden, nachfragen, wie es so gemeint sei, bevor Sie sich in Interpretationen verlieren. Was jedoch eindeutig verletzende Äußerungen anbelangt, geht es darum, dass Sie *immer* allgemein gültige Fragen parat haben, mit denen Sie die Situation klären können, zum Beispiel:

• Sind Sie sich bewusst darüber, was Sie eben gesagt haben?
• Was wollen Sie mit dieser Äußerung bezwecken?
• Wie wäre es für *Sie,* wenn man *Ihnen* dies sagen würde?

Ich gehe davon aus, dass Sie sich aufgrund Ihrer Krankheit auf allen Ebenen ausgeliefert fühlen. Wenn Sie die oben genannten Fragen anwenden, können Sie damit auch vermeiden, dass sich Ihr Ohnmachts- und Verlorenheitsgefühl vertieft. Vielleicht können Sie sogar eine Genugtuung erleben, die Sie stärkt, weil der Gesprächspartner auf Ihre Frage nicht gefasst ist und nicht reagieren kann.

Das mag im Moment vielleicht anstrengend erscheinen. Die Begegnungen und der Gesprächsaustausch mit ärztlichem Pflegepersonal sollten Ihnen jedoch so wichtig werden, dass Sie sich auf solche Situationen mental gemäß des oben Geschilderten rechtzeitig vorbereiten. Sie werden dann zuversichtlich daraus hervorgehen bzw. sich wieder auffangen können, weil es Ihnen gelingt, sich innerlich zu distanzieren.

»So gehe ich am besten vor«

Sie müssen ein wichtiges Telefongespräch führen (Untersuchungsresultat erfahren oder Termin für einen Eingriff erfragen), haben eine Arztkonsultation oder einen Eingriff bzw. Krankenhausaufenthalt vor sich. Nehmen Sie sich bewusst die Zeit, um sich an einem ruhigen Ort entspannt hinzusetzen. Schließen Sie Ihre Augen, und versuchen Sie, sich selbst zu beruhigen, so gut es Ihnen eben im Moment gelingt. Ist die innere Ruhelosigkeit zu stark, können Sie sich vorstellen, wie Sie jemand Nahestehenden in Ihrer Situation beruhigen würden, ohne unglaubwürdig zu beschwichtigen.

In einem nächsten Schritt fragen Sie sich, was genau schlimmstenfalls auf Sie zukommen könnte. Wehren Sie diesen Gedanken nicht erschrocken ab, denn dies verschlimmert die Angelegenheit nur. Bleiben Sie gerade jetzt offen für die Überlegung, an wen Sie sich wenden sollten, um sich entweder auszusprechen (Quälendes loswerden) oder konkret um Rat zu fragen. Ziehen Sie sich nicht in Schweigen und Einsamkeit zurück! Wählen Sie jedoch Ihre Gesprächspartner und den Zeitpunkt bewusst, denn viele fühlen sich in solchen Situationen überrumpelt und überfordert. Demzufolge können sie dann häufig nicht adäquat reagieren, und schon fallen (meist gut gemeinte) Worte, die aber oft mehr kränken als heilen.

Suchen Sie aus den folgenden Fragen jene aus, die auf Sie zutreffen, und stellen Sie sich diese Fragen in entspanntem Zustand, mit geschlossenen Augen vor:

- An wen wende ich mich als Erstes, wenn ich mich nach dem Untersuchungsresultat verzweifelt oder ausweglos fühle?
- Ist die mitteilende Person für mich geeignet, um Sie zu fragen, was sie an meiner Stelle tun würde?

- Wenn Sie eine Antwort darauf erhalten haben, fragen Sie weiter, was *Sie* beitragen können? (So laufen Sie weniger Gefahr, »es« einfach zu delegieren, womit Sie Ihr Gefühl von Ausgeliefertsein vertiefen würden.)
- Wenn Sie vor gefürchteten Eingriffen stehen, dann listen Sie alles auf, was Sie beschäftigt oder sogar quält. Wenden Sie sich danach an eine geeignete, kompetente Fachperson mit der Frage: »Wann kann ich Sie einiges fragen, was mich beschäftigt und beunruhigt?« Sollten Sie sich nicht in der Lage fühlen, dies selbst zu tun, dann delegieren Sie das Fragen oder Klären an jemanden, der Sie versteht.

Wenn Sie, den Umständen entsprechend, innere Klarheit und Ruhe gefunden haben, folgt der nächste Schritt der mentalen Vorbereitung. Er ist schwierig umzusetzen, weil er wahrscheinlich ungeübt ist. Es handelt sich um das Sich-Auffangen bei seelischer Verletzung.

Egal, wie ungehalten, skrupellos, demütigend, verständnislos oder lieblos jemand auch sein mag – eignen Sie sich ein Verhaltensmuster an, das in Zukunft bei Betroffenheit automatisch einsetzt, indem Sie mit sich Zwiesprache halten, etwa wie folgt: »Es ist schlimm, dass ich dies erlebe, aber ich darf es nicht in mich aufnehmen. Es ist natürlich, dass es mich (je nach Situation) betroffen, traurig, empört oder wütend macht. Es ist jedoch die Schwäche des Gegenübers. Ich suche nun nach einer liebevollen Zuwendung durch mich *selbst,* um wieder zu mir zu finden, bevor ich außen zusätzlich nach Verständnis suche, die mich wieder positiv bestärkt.« Mit einer solchen mentalen Vorbereitung sollten Sie sich innerlich gestärkter und für äußere Konfrontationen gerüstet fühlen.

In den folgenden Abschnitten gehe ich nun auf häufig auftretende Konflikte und Missverständnisse ein, die im Kontakt zu Ärzten und Pflegepersonal entstehen können, und gebe Ihnen Anregungen, wie Sie konstruktiv damit umgehen.

»Ich fühle mich nicht ernst genommen«

Auf diese Thematik bin ich im Laufe dieses Buches bereits eingegangen. Sie tritt aber so häufig und mit unterschiedlichen Voraussetzungen auf, dass ich sie hier nochmals aufgreife. Gewiss gibt es verständnislose Menschen, doch mir fällt auf, dass jene, denen dies oft widerfährt, sich selbst zu wenig wichtig nehmen. Meist ohne sich dessen bewusst zu sein, erwarten sie von außen, was sie sich selbst nicht zu- oder eingestehen.

Ein konkretes Beispiel sind Beschwerden und Schmerzen: Die Betroffenen verneinen sie oft und erwarten gleichzeitig, dass der Arzt darauf eingeht. Sagen Sie dem Arzt offen und ehrlich, wie es Ihnen geht!

Wenn Sie wissen, dass es Ihnen schwer fällt, über Ihr Befinden zu sprechen bzw. Ihr Leiden konkret zu formulieren, könnte Ihnen die folgende Frage überbrücken helfen: »Ahnen Sie, wie mir zumute ist, und was würden Sie an meiner Stelle unternehmen?« Ich bin mir bewusst, dass vielen Lesern solches Fragen befremdlich erscheint. Falls Sie sich damit angesprochen fühlen, empfehle ich Ihnen, dieses Fragen regelrecht zu trainieren – auch wenn gerade kein aktueller Anlass besteht.

»Ich fühle mich ungefragt durch Informationen entmutigt«

Dieses Empfinden ist noch gravierender als das eben Beschriebene, weil es Weichen für eine Resignation stellen kann. Es kann vorkommen, dass auf onkologischen Abteilungen in Kliniken eine pessimistische Atmosphäre herrscht. (Auch ich arbeite täglich bewusst daran, mich durch die überwiegend schwere Atmosphäre meines Berufsalltags als Psychoonkologin nicht prägen zu lassen, zuversichtlich und lebensbejahend zu bleiben.) Dabei können auch ungefragt und unbedacht als ausweglos anmutende Prognosen geäußert werden.

Damit umzugehen, setzt innere Distanz voraus. Versuchen Sie deshalb, sich zu einer Überlegung aufzuraffen wie: »Diese Sichtweise ist persönlich. Der Sprecher könnte ebenso ein anderer Mensch mit anderer Einstellung und Grundhaltung sein. Ich lasse ›es‹ einfach nicht in mich hinein. Jeder, auch mein Verlauf, ist individuell. Ich kann dazu beitragen, wenn ich mir die richtigen Informationen einhole und Eigenverantwortung übernehme.«

Ein konkretes, etwas harmloseres Beispiel habe ich als Diabetikerin erfahren, als mein Körper noch nicht gut auf Insulin eingestellt war und ich oft Angst vor einer Stoffwechselvergiftung hatte. Einer der Endokrinologen sagte bei der Untersuchung wiederholt: »Mal schauen, ob Ihr Herz schon Schaden genommen hat.« Ein anderer Endokrinologe kommentierte dieselbe Untersuchung mit: »Erfreulich, wie zufriedenstellend Ihre Blutdruckwerte in Anbetracht der Krankheit sind.«

Beide Äußerungen haben mich ständig begleitet ...

»Ich weiß nicht, was in meinem Körper geschieht, möchte es mir aber vorstellen können«

Vergessen Sie nicht, dass viele sich dies gar nicht vorstellen wollen! Viele Ärzte gehen deshalb davon aus, dass der Patient das Körpergeschehen an ihn delegiert. Wenn Sie Aufklärung wünschen und zusätzliche Informationen brauchen, dann wählen Sie auch in dieser Angelegenheit den geeigneten Zeitpunkt, um Ihren Arzt um einen Klärungstermin zu bitten. Listen Sie sich Ihre Fragen auf. Blocken Sie sich nicht selbst ab mit dem Gedanken, Ihre Fragen könnten vielleicht nicht angebracht sein. Mit einer klareren Vorstellung über Ihr Körpergeschehen beeinflussen Sie auch Ihr Gefühl des Ausgeliefertseins und können es vielleicht auf diesem Wege sogar abbauen.

»Ärztliche Widersprüche – das kann ich tun«

Sie sind aufgrund Ihrer Erkrankung verunsichert. Das Verhalten des Sie begleitenden Arztes verunsichert Sie noch mehr. Sie holen sich eine Zweitmeinung ein (second opinion). Diese widerspricht den Aussagen des ersten Arztes. Was nun? Wonach sollen Sie sich in einer solchen Situation orientieren? Bleiben Sie realistisch. Lassen Sie sich weder von einem pessimistischen Arzt anstecken noch von jemandem, der voreilige Versprechungen macht. (Es gibt Personen mit außerordentlichen Heilkräften, doch es gibt – wie in allen Bereichen – leider auch auf diesem Gebiet Missbrauch.)

Versuchen Sie trotz Ihres Ausnahmezustandes in sich hineinzuhorchen, um zu spüren, nach welcher Konsultation Sie sich, langfristig betrachtet, zuversichtlich fühlen können. Mit zuversichtlich ist gemeint, dass Sie sich in der Gewissheit fühlen, nicht allein gelassen und verstanden zu werden, wie auch immer der Krankheitsverlauf sich entwickeln sollte.

Bleiben oder werden Sie ehrlich zu sich selbst. Im Grunde spüren Sie, was in Ihnen vorgeht. Bleiben Sie sich aber auch bewusst darüber, dass Ihre Krankheit Sie depressiv stimmen kann. Letzteres verzerrt oft die Wahrnehmung und verdunkelt sie. Es ist eine unglückselige Aufgabe des Arztes, schlechte Prognosen mitteilen zu müssen. So wird er unverschuldet zum Feindbild. Haben Sie auch mit sich Geduld, wenn Sie ihn vorübergehend als Sündenbock sehen. Doch bleiben Sie offen für das Gespür, ob er in Ihnen das Vertrauen wecken kann, Sie allein zu lassen.

Die Zielsetzung der Arztwahl soll eine zuverlässige Begleitung sein, bei der Sie sich verstanden und im Notzustand getragen fühlen. Diese Erwartung dürfen Sie haben, doch wenn diese Erwartung bei der ersten Person, die Sie aufsuchen, nicht in Erfüllung geht, dann suchen Sie weiter. Sie werden die stützende Begleitung finden.

Zur Vorbereitung für einen konstruktiven Umgang mit außen (Durchsetzung und Schutz im Alltag) gehört das Befreien von negativen Erlebnissen, indem Sie sich damit befassen, *ohne* sich zusätzlich zu belasten. Wie kann dies konkret angegangen werden? Ideal wäre, Sie könnten in Ihrem Tagesablauf einige Zwischenstopps einschalten, bei denen Sie sich entspannen, so gut es Ihnen gelingt, und dabei Ihr Tagesgeschehen reflektieren. Lassen Sie auf keinen Fall zu, dass sich Kränkungen oder andere schädliche Einflüsse aufstauen. Verdrängen Sie sie nicht.

Nach der Entspannung und nachdem Sie sich von Negativem mental befreit haben (wie am Anfang dieses Kapitels geschildert), setzen Sie sich bewusst Gegenpole zur Schwere Ihres Leidens. Lassen Sie sich nicht aus Erschöpfung einfach treiben, sondern raffen Sie sich täglich zu einem besonderen, zusätzlichen Auftanken auf. Es muss keine Aktivität sein, aber entspannend und wohltuend soll es sein. Auch dieser Schritt hat mehr Selbstbewusstheit zur Folge und vermittelt dadurch regenerierende, innere Distanz. Damit die erbaulichen Seiten des Lebens nicht aus Müdigkeit oder Resignation in Vergessenheit geraten, können Sie es sich auch zur Gewohnheit werden lassen, vor jedem Einschlafen etwas besonders Erfreuliches bzw. Wohltuendes für den nächsten Tag zu planen.

➤ **Die folgenden Übungen können Sie, wenn Sie sich davon angesprochen fühlen, entweder wiederholt laut vorlesen oder nach der Anleitung auf Seite 223 damit arbeiten.**

Ihre Ausgangssituation: Was tun, wenn so viel Schweres in meinem Leben ist?

Ich bin entspannt und ruhig ...
Mein ganzer Körper ist locker und harmonisch ...
Meine Ruhe vertieft sich mehr und mehr ...
Ich bin offen für alles Aufbauende, das mir wider-
*   fährt ...*
Schweres und Leidvolles ist Realität ...
Darum vergegenwärtige ich mir bewusst Freudvolles
*   und Heiteres ...*
Das ist ebenso Realität ...
Ich öffne mich bewusster für Entspannendes in meinem
*   Alltag ...*
Ich lasse Schweres, das mit mir nichts zu tun hat,
*   bewusst außen ...*
Das Helle ist nah und prägt die Stimmung in mir ...

Ich öffne mich immer wieder erneut für dieses Helle ...
Ich bin für meinen Schutz verantwortlich ...
Ich fühle mich mitverantwortlich dafür, mit Aufbauen-
dem und Zehrendem in meinem Leben bewusster
umzugehen ...
Meine größere Bewusstheit und Selbstverantwortung
vermitteln mir positive Einflussmöglichkeit auf
mein Schicksal ...
Dies hilft mir, Zuversicht zu finden ...
Ich fühle mich durch mich selbst gelöster und
gestärkter ...

Ihre Ausgangssituation ist, dass Sie Gefahr laufen,
die innere Distanz zu verlieren, weil Sie sich treiben
lassen. Es gelingt Ihnen auch nicht loszulassen.
Die Aktualität der Krankheit droht Sie zu vereinnah-
men. Wie können Sie lernen loszulassen?

Eine Möglichkeit, dies zu trainieren, kann folgende Übung
sein: Stellen Sie sich eine Situation (nicht Ihre Krankheit)
vor, die Sie immer wieder erleben. Es handelt sich um eine
Stimmung, nach der Sie regelmäßig den Eindruck haben,
Ihnen habe aufgrund mangelnder innerer Distanz die entsprechende Abgrenzung gefehlt. In der Vorstellung erleben Sie sich *bewusst* statt wie gewohnt in gedankenverlo-
renem Verantwortungs- und Pflichtgefühl. In einem nächsten Schritt versuchen Sie, sich im intensiv entspannten Zustand in folgendes Bild einzufühlen:

Ich stehe an einem sonnigen, weißen Meeresstrand …
Gelöst schweift mein Blick in die Ferne …
Ein heftiger Windsturm fegt übers türkisfarbene Meer …
Ich beobachte eine Möwe, die sich in den Wind fallen
lässt …
Sie wird rückwärts getrieben …
Ich schaue einer zweiten Möwe zu, welche gegen den
Wind ankämpft …
Der Wind lässt nach und die Wasseroberfläche beruhigt
sich …
Die erste Möwe schwingt sich energiegeladen in die
Höhe …
Ich spüre eine Energie wie dieser Vogel, nachdem ich
übertriebenes Verantwortungsgefühl habe loslassen
können …
Ich ahne die Kraftlosigkeit der zweiten Möwe, so, wie es
mir geht, wenn ich mich zu sehr von außen verein-
nahmen lasse …
Ich fühle mich durch mehr Bewusstheit gelöster und stär-
ker werden …
Ich fühle mich in mir geborgener, sicherer und geschütz-
ter, was immer auf mich zukommen mag …

Ihre Ausgangssituation ist, dass Sie sich ausgelaugt,
erschlagen, erschöpft, resigniert und mutlos fühlen.
Die folgende Übung könnte eine Brücke zur Selbsthilfe
bauen. Wählen Sie jene Zeilen aus, die Sie am meisten
ansprechen, und arbeiten Sie wiederholt mit ihnen.

Ich bin ruhig und entspannt ..

Ich fühle mich locker und wohlig warm ...

Meine Ruhe vertieft sich mehr und mehr ...

*Ich habe Verständnis für meinen Ausnahmezustand, so,
wie ich es für einen lieben Menschen in meiner Situation hätte ...*

*Auftanken, Regeneration und Veränderung sind durch
innere Distanz und verständnisvolles Wohlwollen zu
finden ...*

Was kann ich jetzt Wohltuendes für mich tun? ...

Selbsthilfe verleiht mir Kraft, Unabhängigkeit und Freiheit ...

*Ich bin bereit, bewusster mit Eigenverantwortung und
Selbsthilfe zu leben ...*

Ich lebe bewusster, weniger getrieben und gedankenverloren ...

Ich besitze die Möglichkeit, mir auch durch eine veränderte Einstellung selbst zu helfen ...

*Ich weiß, dass sich ein Tor öffnen wird, wenn ich dazu
bereit bin ...*

Ich bin für mein Befinden verantwortlich ...

Meine größer werdende Bewusstheit stimmt mich zuversichtlich ...

Ich fühle mich durch meine Selbsthilfe stärker werden ...

*Geborgenheit und Gelassenheit beeinflussen meinen
Krankheitsverlauf positiv ...*

Adressen

Deutschland

Berliner Krebsgesellschaft e.V.
Robert-Koch-Platz 7, D-10115 Berlin
Tel. 030/2 83 24 00, Fax 030/282 41 36
E-Mail: info@berliner-krebsgesellschaft.de
www.berliner-krebsgesellschaft.de

Deutsche Krebsgesellschaft e.V.
Steinlestr. 6, D-60596 Frankfurt
Tel. 069/63 00 96-0, Fax 069/63 00 96 66
E-Mail: service@krebsgesellschaft.de
www.krebsgesellschaft.de

(Die Ländergesellschaften der Deutschen Krebsgesellschaft haben ein Netz von psychosozialen Beratungsstel-
len in ganz Deutschland aufgebaut. Sollten Sie Fragen haben oder die Hilfe der Krebsgesellschaften in Anspruch
nehmen wollen, so bitten wir Sie, sich an die Beratungs-
stelle in Ihrer Nähe zu wenden.)

Österreich

Österreichische Krebshilfe Dachverband
Wolfengasse 4, A-1010 Wien
Tel. 0043(0)1/796 64 50, Fax 0043(0)1/79 66 45 09
E-Mail: service@krebshilfe.net
www.krebshilfe.net

Schweiz

Krebsliga Schweiz KLS
Effingerstr. 40, Postfach 8219, CH-3001 Bern
Tel. 0800-11 88 11, Fax 031/389 91 60
Aus dem Ausland wählen Sie: Tel. 0041-31/389 91 00
www.swisscancer.ch

Krebstelefon für die Schweiz:
Tel. 0800-55 88 38
Broschürenbestellung:
Tel. 0844-85 00 00

Register

Der Weg zu mehr Wohlbefinden

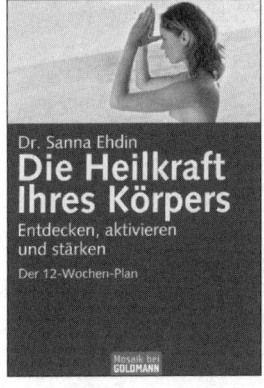

Dr. Sanna Ehdin
Die Heilkraft Ihres Körpers
Entdecken, aktivieren und stärken

Der 12-Wochen-Plan

Mosaik bei
GOLDMANN

16798

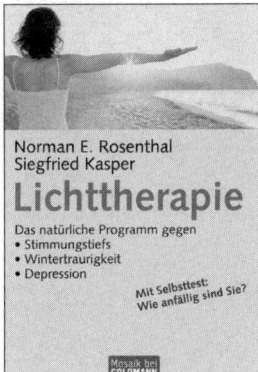

Norman E. Rosenthal
Siegfried Kasper
Lichttherapie
Das natürliche Programm gegen
• Stimmungstiefs
• Wintertraurigkeit
• Depression

Mit Selbsttest:
Wie anfällig sind Sie?

Mosaik bei
GOLDMANN

16791

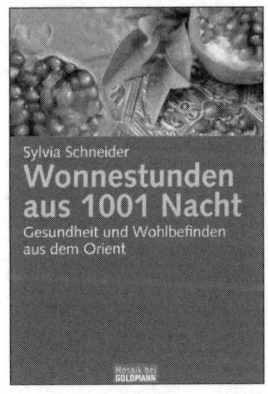

Sylvia Schneider
Wonnestunden aus 1001 Nacht
Gesundheit und Wohlbefinden aus dem Orient

Mosaik bei
GOLDMANN

16830

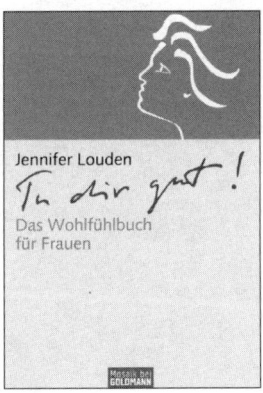

Jennifer Louden
Tu dir gut!
Das Wohlfühlbuch für Frauen

Mosaik bei
GOLDMANN

16820

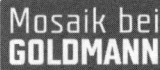
Mosaik bei
GOLDMANN

Das tut gut!

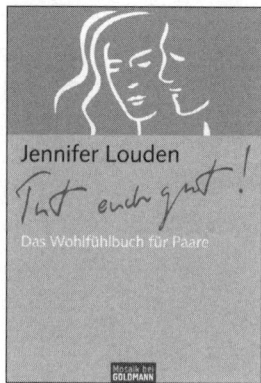

16743

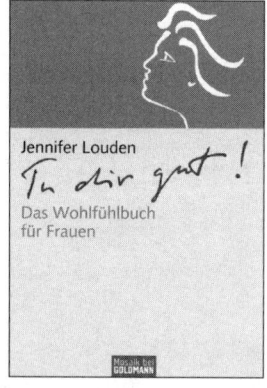

16820

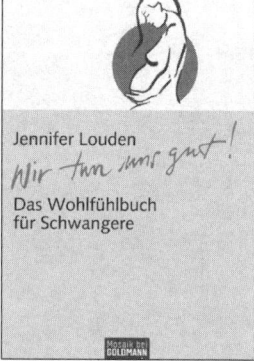

16794

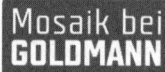

Das Beste aus der Natur

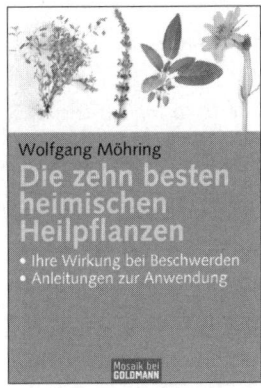

Wolfgang Möhring
Die zehn besten heimischen Heilpflanzen
• Ihre Wirkung bei Beschwerden
• Anleitungen zur Anwendung

Mosaik bei
GOLDMANN

16869

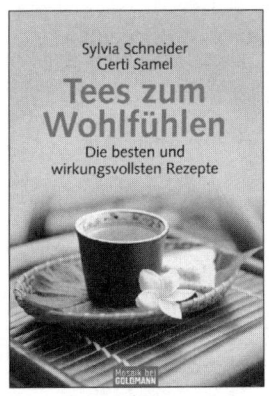

Sylvia Schneider
Gerti Samel
Tees zum Wohlfühlen
Die besten und wirkungsvollsten Rezepte

Mosaik bei
GOLDMANN

16864

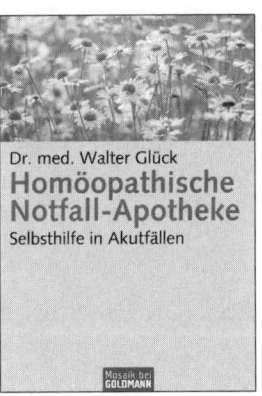

Dr. med. Walter Glück
Homöopathische Notfall-Apotheke
Selbsthilfe in Akutfällen

Mosaik bei
GOLDMANN

16784

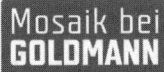

Mosaik bei
GOLDMANN